汉竹编著●健康爱家系列

艾灸

对症祛寒湿

孟献威 主编

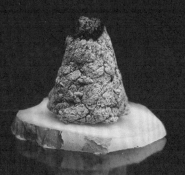

江苏凤凰科学技术出版社

全国百佳图书出版单位

·南京·

主编

孟献威　"针灸泰斗"谢锡亮教授嫡传弟子

副主编

熊玲艳　湖南省永州市蓝山县疾病预防控制中心医师

参加编写人员（以姓氏笔画为序）

牙廷艺　广西壮医民族医院主任医师

尹明锡　韩国无极保养灸创始人金南洙嫡传弟子
（韩　国）

王晓明　东京帝京平成大学针灸学教授
（日　本）

孙　健　南京农业大学中华农业文明研究院博士、副教授

阿古拉　内蒙古科技大学包头医学院院长

何金良　广西壮族自治区级非物质文化遗产龙胜瑶族药浴疗法传承人

杨华祥　国家级非物质文化遗产汤瓶八诊疗法传承人、宁夏医科大学汤瓶八诊学院院长

和玉玲　山西省侯马市新田乡西新城卫生所医师

朝鲁门　内蒙古科技大学包头医学院第一附属医院蒙医科主任、主任医师、教授

薛洪光　南京弘艾书院艾灸师

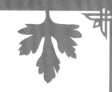

推荐序

　　作为一个艾叶的研究者，我对艾灸疗法十分重视，早在20年前编写我的第一本专著《艾叶》时，我就专门设立了一章来介绍艾灸疗法。从事艾灸的研究和应用者们也重视艾叶的品质，因为他们知道艾叶的品种不同、产地不同，质量是不同的，制作出的灸疗产品疗效也会不一样。我也因此而接待过很多艾灸专家。

　　2013年6月7日下午，就在我的中药药理实验室办公室，我接待了来自南京的孟献威医师。他是一个专业的灸疗医师，拜访我主要是想了解全国各地艾叶的品种及质量优劣，探讨艾灸与艾叶质量的相关性以及艾叶在灸疗之外的开发利用等问题。虽然他很年轻，但他对艾叶及艾灸疗法的认识和热爱，以及对艾叶开发应用的新思路，让我印象极为深刻。2014年春节后他电话邀请我参加第二届国际灸法大会，并为大会做有关艾叶研究的学术报告，我欣然应承。2014年9月15日，我在北京灸法大会上第二次见到孟医师，也是在这次会上知道他正在撰写一本艾灸疗法的专著。

　　近日收到孟医师的大作《艾灸对症祛寒湿》，仔细研读，受益匪浅。该书对艾灸疗法祛寒湿的作用及临床应用做了全面系统的介绍，其中有不少是孟医师自己多年灸疗的临床经验总结。书中不仅介绍了近40种常见疾病的具体灸法，还介绍了长寿养生保健灸法；不仅介绍了艾灸的基本知识，如怎样正确找准穴位、如何挑选艾绒、灸疗之后应注意哪些问题等，还介绍了艾叶药膳、艾叶药浴和艾叶的衣冠，以及他自己研制并被选为《大众医学》2015艾文化节奖品的香艾茶和艾食品等。此书图文并茂、通俗易懂，不仅是一部艾灸疗法的医学专著，也是一部推动艾叶综合利用、宣传艾叶文化、推广艾叶应用的科普书。相信该书的出版对于艾灸疗法的普及、艾叶的综合利用以及艾文化的宣传推广将起到积极的推动作用。

　　乐见如此，是为序。

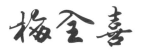

广州中医药大学附属中山医院

教授、主任中药师、硕士生导师

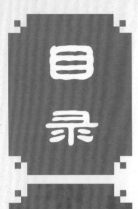

目录

第一章 你的体内有寒湿吗

14 / 快速自测

    14 / 你的体内是否有寒

    14 / 你的体内是否有湿

    14 / 望、闻、问3步自测寒湿

15 / 寒从哪里来

    15 / 保暖不够，让寒气有机可乘

    15 / 过食寒凉会损伤人的阳气

    15 / 外寒内寒相互影响

16 / 湿从哪里来

    16 / 南方气候潮湿，容易生湿病

    16 / 脾虚，不能排出体内的湿气

    16 / 外湿内湿互相影响

    16 / 寒湿最损人体阳气

17 / 疼痛多是寒湿惹的祸

    17 / 寒能使经络堵塞，不通则痛

    17 / 湿气凝聚成痰，痰为百病之源

    17 / 寒湿邪交织，导致气血瘀阻

18 / 体内有寒湿最宜艾灸的穴位

18 / 大椎穴，补阳气祛虚寒

18 / 风门穴，泻热气疏风邪

18 / 脾俞穴，调脾气化水湿

19 / 肾俞穴，调肾气壮元阳

19 / 中脘穴，补阳虚化内湿

19 / 关元穴，培肾固本调气回阳

20 / 曲池穴，排大肠经湿浊之气

20 / 足三里穴，温中散寒

20 / 阳陵泉穴，清肝胆祛湿邪

21 / 三阴交穴，和胃化湿

21 / 组穴艾灸，祛寒湿效果更显著

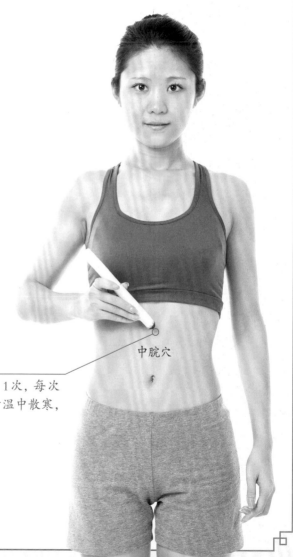

中脘穴

艾灸中脘穴，每日1次，每次10~15分钟，有助于温中散寒，缓解胃痛。

第二章 艾灸止痛，这么做超有效

24 / 艾灸前必须知道的小细节

24 / 哪些人不能艾灸

24 / 这些情况下不能艾灸

24 / 有些部位艾灸要慎重

25 / 抽水马桶是会阴灸最好的灸具

25 / 艾灸以午时（11~13点）最佳

25 / 不是所有穴位都能艾灸

26 / 艾是除寒湿的"纯阳之品"

27 / 6招教你挑好艾

28 / 艾灸过程有讲究，做对了才能祛寒湿

28 / 艾灸的功用及主治

28 / 常用的9种传统艾灸方法

29 / 温和灸，温柔祛寒

29 / 回旋灸，赶走风湿痛

29 / 雀啄灸，急性病痛就选它

30 / 化脓直接灸，祛寒祛湿最直接

30 / 非化脓直接灸，避免留瘢痕

31 / 隔姜灸，让温暖透进骨子里

31 / 隔蒜灸，治疗痈疽最有效

31 / 隔盐灸，温中散寒止痛止泻

31 / 隔附子（饼）灸，最补阳气

32 / 学会正确找准穴位

38 / 名目繁多的艾灸盒

38 / 介绍几款日韩灸具

39 / 按顺序艾灸，疗效更显著

39 / 合适的体位也能提高疗效

39 / 坚持，疗效才能更持久

40 / 影响艾灸疗效的因素

42 / 艾灸后多注意，祛痛效果更长久

42 / 艾灸后要保暖

42 / 艾灸后可喝杯温水

42 / 灸起水疱怎么办

43 / 如何艾灸不上火

43 / 常通风，不留艾烟味道

43 / 铁罐是最好的灭艾神器

44 / 艾草内服＋外用，效果好于止痛药

44 / 艾膳，让痛由内而出

45 / 艾叶洗浴，抗菌消炎还减肥

46 / 艾叶泡脚能祛寒

47 / 搭配艾草衣物，预防寒湿入侵

48 / 艾灰是个宝，止痛又止痒

49 / 艾香除邪辟秽，还能治鼻窦炎

49 / 艾草精油能美容

艾灸脾俞穴后，注意保暖，可以喝
一杯艾草茶，调理脾气效果更好。

脾俞穴

第三章 艾灸祛寒湿，无痛一身轻

52 / 适宜艾灸的常见寒湿痛症

52 / 头痛

56 / 牙痛

58 / 胃痛

62 / 颈椎病

64 / 肩周炎

68 / 类风湿性关节炎

72 / 足跟痛

73 / 带状疱疹

74 / 风寒感冒

76 / 过敏性鼻炎

78 / 湿疹

82 / 支气管哮喘

86 / 落枕

90 / 便秘

94 / 失眠

96 / 急性胃肠炎

100 / 增生性脊椎炎

102 / 膝关节滑膜炎

104 / 脱肛

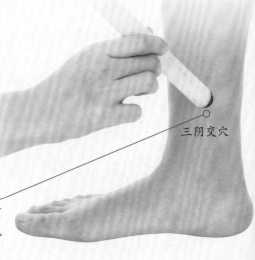

三阴交穴

每日或隔日艾灸三阴交穴1次，可以缓解类风湿性关节炎的疼痛，也可对湿疹起到止痒作用。

106 / 女人多体寒，离不开"艾"的温暖

106 / 痛经

110 / 带下病

112 / 习惯性流产

116 / 月经量多

117 / 胎位不正

118 / 崩漏

122 / 产后缺乳

124 / 艾灸壮阳，赶走男人心里的"痛"

124 / 阳痿

126 / 早泄

128 / 遗精

132 / 小儿虚寒，常艾灸肚子不痛不尿床

132 / 小儿腹泻

135 / 小儿遗尿

136 / 慢性病多痰湿作怪，常年艾灸一身轻

136 / 高血压

140 / 冠心病

144 / 糖尿病

146 / 高脂血症

148 / 牛皮癣

152 / 乙型肝炎

158 / 中国流传千年的长寿灸法

158 / 孔子长寿归功于无病自灸

158 / 孟子与"七年之病求三年艾"

158 / 古代皇帝、文豪都艾灸

159 / 扁鹊长寿四穴：关元穴、气海穴、命门穴、中脘穴

160 / 鲍姑——艾灸治疣第一人

161 / 壮医药线点灸疗法

162 / 蒙医的灸法亮点

163 / 回医的特色灸法

163 / 瑶医的灸法特色

164 / 三伏灸，增强人体阳气

165 / 节气灸，激发经气壮元阳

166 / 百会灸，提补阳气

166 / 会阴灸，从人体阴气汇集处下手

167 / 常灸足三里穴，疾病远离你

167 / 常灸身柱穴，孩子少生病

168 / 传播国外的长寿灸法

168 / 韩国艾灸泰斗——百岁老人的无极保养灸

171 / 日本政府曾提倡全民艾灸

附录

172 / 十四经脉循行及常用穴位速查

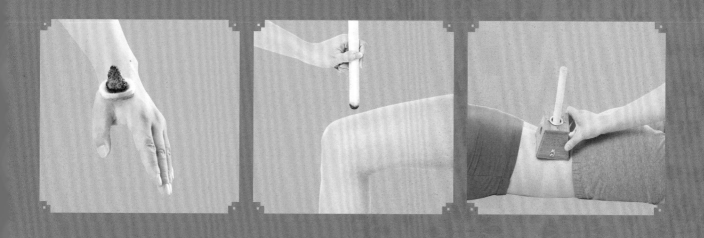

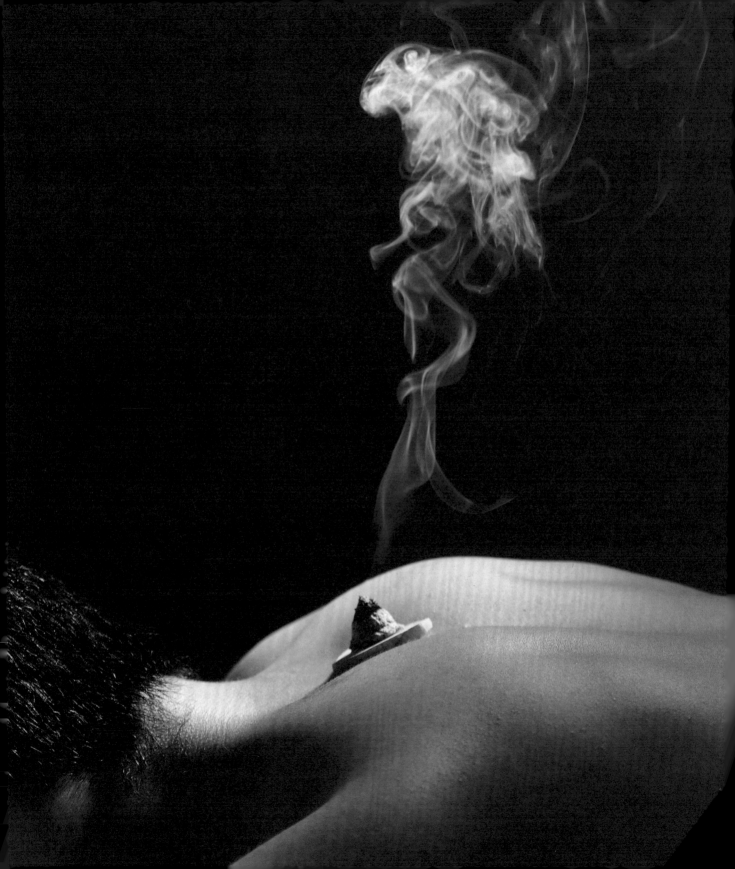

第一章

你的体内有寒湿吗

寒和湿是克伐人体阳气的两大元凶，阳气运行受阻，容易导致气血凝滞而引起疼痛。我们不仅要了解寒湿来自哪里，以便从源头上阻止它们侵袭人体，还要知道它们的去处，从而及时赶走寒湿，不让其在体内滞留。

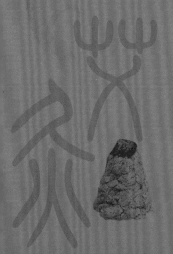

快速自测

　　我们看似健康的身体内，可能会有寒邪或湿邪存在。体内寒湿重，身体就会经常出现各种异常，但因为我们不知道疾病的根源而不能对症解决，使得病情随着时间的推移而加深。

你的体内是否有寒

　　寒是阴气盛的表现，其性属阴，即所谓"阴胜则寒"，又可说"阴胜则阳病"。外寒侵袭肌表，阻遏阳气运行，就会表现出恶寒的症状；寒邪直接侵入脾胃，脾阳受损，会有腹部冷痛、呕吐、腹泻等症状；若心肾阳虚，则会出现恶寒蜷卧、手脚冰冷、腹泻、小便清长、精神萎靡等症状。

你的体内是否有湿

　　湿属阴邪，性质重浊而黏腻，它能阻滞气的运动，妨碍脾的运化。如果外感湿邪，则会出现恶寒发热，虽然出汗但有发热不退、四肢困倦、关节肌肉疼痛等症状，多因气候潮湿、饮食厚味、涉水淋雨、居处潮湿所致。如果湿浊内阻肠胃，则会出现胸闷不舒、小便不利、食欲不振、大便溏泻等症状，多因嗜酒或过食生冷所致。

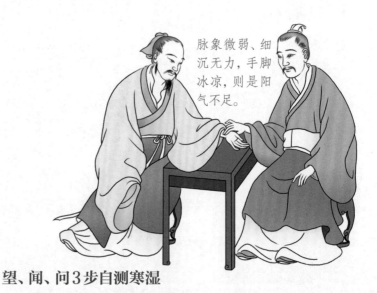

脉象微弱、细沉无力，手脚冰凉，则是阳气不足。

望、闻、问3步自测寒湿

诊法	有寒症状	有湿症状
望	黑眼圈、眼袋。 色斑、面色白。 舌苔白润。	眼屎多。 脸上油腻。 舌苔厚腻。
闻	声音低沉、无力。	声音无力。
问	畏寒怕冷、四肢不温。 对冷风比较敏感，容易出现"感冒"症状。 喜欢吃温热、辛辣的食物，不喜欢喝水。 小便清长，大便稀溏、不成形。 在行动上喜静恶动，情绪低落。	头重身困、四肢酸懒沉重。 胸闷咳嗽。 食欲不振，口腻或口甜。 小便混浊、短涩，大便溏泻、不成形。 关节疼痛，活动不利。 水肿，以下肢较为明显。 女性白带过多。

寒从哪里来

寒气是许多疾病产生的根源。如果寒气久存于体内，对男性，会引起阳痿、早泄、滑精等性功能障碍；对女性，会影响到月经甚至生育等方面，更年期后还容易出现骨质疏松、肥胖等症状。

保暖不够，让寒气有机可乘

寒为冬季主气，在气温较低的冬季，或由于气温骤降，防寒保暖不够，常易感受寒邪。另外，淋雨涉水，或汗出当风，人体没有及时将寒气排出体外，都会感受寒邪。而且现代人的生活习惯也让寒气有了可乘之机，如空调使用越来越广泛，导致自然的温度变化被屏蔽。我们熟知感冒及其带给我们的痛苦感受，而这正是由寒邪侵袭肌表关节所致。

过食寒凉会损伤人的阳气

万物生长靠太阳，而人体的新陈代谢也要依靠阳气。可是阳气不足几乎成了现代人的通病，这不仅有上面说到的生活习惯等原因，还有我们平时的饮食习惯。如在寒冷的冬天，人们会吃清热解暑的西瓜等反季果蔬，会喝透心凉的冰镇饮料等，这些都会使得体内寒气加重，此消彼长，导致阳气不足。

外寒内寒相互影响

寒有外寒和内寒之分。外寒分为两种：寒邪外袭，伤于肌表，称为"伤寒"；寒邪直中脏腑，伤及脏腑阳气，则为"中寒"。内寒则是机体阳气不足，失却温煦的病理反应。外寒与内寒虽有区别，但它们又是互相联系、互相影响的，阳虚内寒之体，容易感染外寒；而外来寒邪侵入机体，积久不散，又常能损及人体阳气，导致内寒。

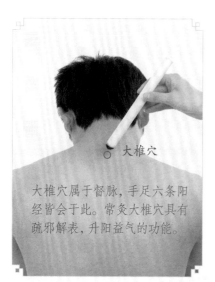

○ 大椎穴

大椎穴属于督脉，手足六条阳经皆会于此。常灸大椎穴具有疏邪解表，升阳益气的功能。

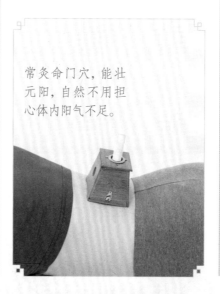

常灸命门穴，能壮元阳，自然不用担心体内阳气不足。

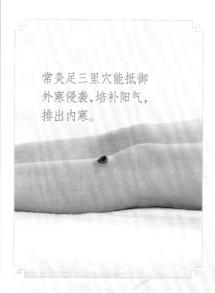

常灸足三里穴能抵御外寒侵袭，培补阳气，排出内寒。

湿从哪里来

　　每年农历五月末六月初，是江南地区的梅雨季节，雨水多，温度高，闷热潮湿。有些人会感到头重如裹，精神疲惫；有些人感觉胸闷；有些人会关节肌肉酸痛……这都是湿邪入侵的表现。

南方气候潮湿，容易生湿病

　　外湿多由气候潮湿或涉水淋雨、居处潮湿等外在湿邪侵袭人体所致。上面所说的症状就是气候潮湿导致湿邪入侵人体所致。而我们日常也要注意，不能直接坐卧在地上，淋雨、沐浴后要及时擦干身体、换干衣服，不能穿潮湿的衣物。特别是阴雨天水凉时不能在水中或游泳池长时间浸泡等。

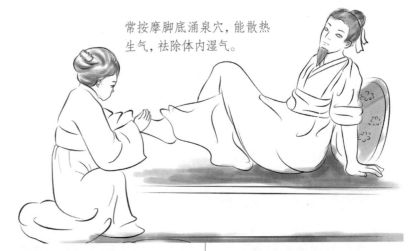

常按摩脚底涌泉穴，能散热生气，祛除体内湿气。

脾虚，不能排出体内的湿气

　　中医认为脾脏能运化水湿。而脾失健运，不能运化精微，以致水湿停聚，形成内湿，即所谓"脾虚生湿"。湿邪黏滞，就像牛皮糖一样。湿邪侵入体内，会阻滞体内阳气的生成、宣发和疏泄。人的脏腑中，最惧怕寒湿的就是脾胃，气为阳、脾主升，湿邪会困扰脾胃的运化。当体内阳气无法抵抗湿邪入侵时，脾胃就会受到影响。脾阳虚损，就不能及时运化水湿。

外湿内湿互相影响

　　湿邪也有外湿、内湿之分。一般来说，"外湿"指感受外界湿邪而言，或因气候潮湿，或感受雾露之邪，致使头重、胸闷、腰酸、肢倦、关节疼痛等。而"内湿"指体内水湿停滞而言，多由于脾肾阳虚，不能运化水湿所生，常有腹胀、食欲不振、面黄、脚水肿等情形。

　　外湿和内湿虽区别明显，但又相互影响。外湿发病，必伤及脾。脾失健运，则湿浊内生；而内湿由于脾虚，脾阳虚损，水湿不化，又易于感受外湿。

寒湿最损人体阳气

　　寒湿就是湿与寒水之气相搏，湿水同类，易于结合，最损人之阳气。用自然界类比，小河边，凡是苔藓长得好的地方，一定是不见或少见太阳的地方。换句话说，就是阴暗潮湿、寒凉没有阳光的地方。在人体而言，舌苔白厚如积粉，就是典型的寒湿。怎么治疗呢？给足阳光，苔藓自除，当然还要利湿。对于人体而言，寒湿同为阴邪，阴邪胜必然伤阳，就会出现阴阳不平衡的病理状况，祛寒湿首先要补人体阳气。

疼痛多是寒湿惹的祸

寒湿疼痛是指由于寒邪、湿邪凝滞体内而引起的疼痛，多发生在颈、肩、腰、膝、肘等部位，多见于骨关节炎、类风湿性关节炎、肩周炎、肌肉劳损、骨质增生、腰椎间盘突出症等疾病。

寒能使经络堵塞，不通则痛

疼有寒冷之意，痛有拥堵之意。俗话说"痛则不通，通则不痛"，有身体疼痛的人，多是因为体内经络筋脉气血运行不通，而气血运行不通大部分都是寒湿等病邪阻滞引起的。

如果说湿邪像牛皮糖，那寒邪就像凝固剂，它最大的特点就是凝滞，就是不畅通。寒邪会使气血凝滞，从而影响阳气与血液的传导、循环和运行，人就会出现局部或全身的疼痛、关节肌肉血管拘挛等。从现代医学来讲，人体受寒后，肌肉、神经、血管等组织产生不同程度的收缩和痉挛，造成组织缺血、缺氧，从而引起疼痛。

寒湿疼痛的常见症状
疼痛遇热减轻，遇风、寒、湿、雨加剧。 酸、重、麻、肿。 触之不温。 屈伸不利。

湿气凝聚成痰，痰为百病之源

湿气凝聚在体内，导致气血流通不畅，而人体的津液在气的推动下流淌，所以经络不畅，易生痰饮。而痰饮淤积在体内会随着气血的运行流窜到身体各处，就好像被污染了的水，在水流的作用下会污染整个流域。俗话说"百病皆由痰作祟""顽痰生怪症"，痰饮的流动上达头面，下至脚足，内到脏腑，外渗肌肤，从而引起各种各样的病症。比如现代人的肥胖症、高脂血症、高血糖、动脉硬化、心脑血管疾病等，大多与痰湿积聚引起的经络阻塞、气滞血瘀脱不了干系。

寒湿邪交织，导致气血瘀阻

在古代，将身体的各种疼痛称为"痹证"，如被称为"胸痹"的心绞痛和被称为"痛痹"的关节肌肉疼痛，都会在天气寒冷的时候加剧。之所以出现这样的情况，就是源于痹证的病因——风、寒、湿等病邪相互交织，从而造成经络阻滞、气血不通，引发局部气血瘀阻。这些病皆属阴证，所以具有遇冷则痛，得温痛减，喜温暖、畏寒冷的特点。

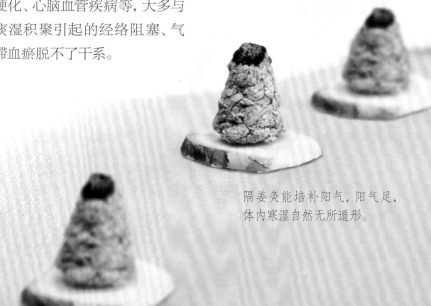

隔姜灸能培补阳气，阳气足，体内寒湿自然无所遁形。

体内有寒湿最宜艾灸的穴位

　　艾为纯阳之草，用艾灸疗法能有效祛除体内的寒湿，但艾灸的前提之一是选对穴位，才能保证疗效。体内有寒湿可以常灸大椎穴、风门穴、脾俞穴、肾俞穴、中脘穴、关元穴等。

大椎穴，补阳气祛虚寒

　　大椎穴在项下背上正中，属督脉经，手足六条阳经皆会于此。督脉上通于脑，有总督诸阳的作用，称为"阳脉之海"，有解表通阳、清脑宁神之功效。

风门穴，泻热气疏风邪

　　风门穴属足太阳膀胱经，与督脉经交会。所谓风门即"风邪之门户，出入之要道"。风门又名热府，是热气聚集之意。此穴能泻诸阳经热气，亦泻胸中之热，所以不论内伤外感，一切风症皆主之，它有宣通肺气、疏散风邪、调理气机之功效。

脾俞穴，调脾气化水湿

　　脾俞穴在背部，是十二脏腑背俞穴之一，属足太阳膀胱经。它有调理脾气、运化水谷、渗利除湿、和营统血之功效。

　　《黄帝内经》曰"脾胃者，仓廪之官，五味出焉"，为后天之本。脾主运化水谷，主四肢、肌肉，能统摄血液，开窍于口唇；胃司受纳，通主水谷。故皆为仓廪之官，主宰中焦、脾、胃、十二指肠、小肠、胆、胰等的消化和吸收作用。所以，脾脏具有运化五谷精气及输布津液于全身的功能，是供给五脏六腑营养的源泉。

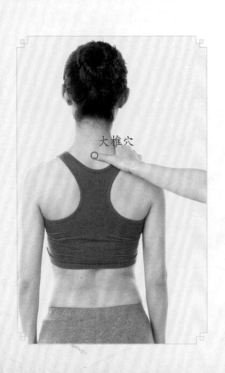

大椎穴

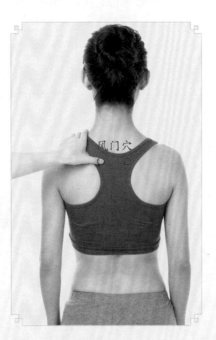

风门穴

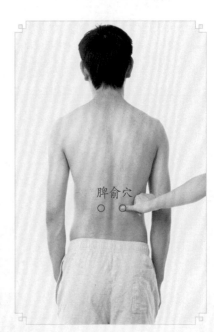

脾俞穴

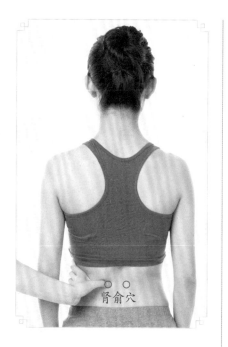

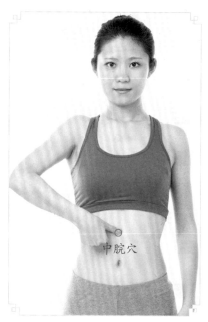

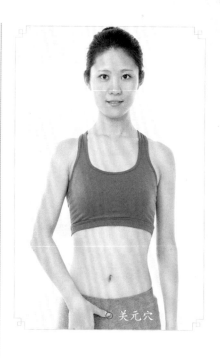

肾俞穴，调肾气壮元阳

肾俞穴在腰间，是十二脏腑背俞穴之一，属足太阳膀胱经，有调理肾气、强健脑脊、聪耳明目、健身体、壮元阳之功效。

肾为先天之本，受五脏六腑之精而藏之，为人身精气出入之源泉，又主宰一身之元气。肾与膀胱、生殖系统、神经系统、消化系统、呼吸系统均有关系。如果肾气足，则人体精力充沛，强劲有力，生殖力强，脑功能也精巧灵敏，消化旺盛。

中脘穴，补阳虚化内湿

中脘穴，又名太仓，位于中焦中点，适在胃上，为手太阳小肠经、手少阳三焦经、足阳明胃经三脉之所会；又为任脉经之所发、手太阴肺经之所始、足厥阴肝经之所终；又是胃经之募穴、六腑之会，凡腑病皆可治疗。

由此可见，中脘一穴与小肠、三焦、胃、肺、肝、任脉六经均有关系，故有"中脘为上纪"之说。它有调胃和中、补虚益气、纳谷化湿、降逆止呕之功效。

关元穴，培肾固本调气回阳

关元穴，又名丹田，是生命之田的意思，脑为上丹田，关元为下丹田。关元穴是一身元气之所在，属任脉，为手太阳小肠之募穴。在脐下胞宫之上，为生化之源，是男子藏精、女子蓄血之处。它有培肾固本、调气回阳、主生殖、主元气之功效，长期施灸，元气充足，虚损可复。所以能主治诸虚百损，壮一身之气。

关元穴又为足太阴脾经、足少阴肾经、足厥阴肝经与任脉之会，还是冲脉、督脉、任脉所起之所，此三脉同发于胞中，称为"一源三歧"。

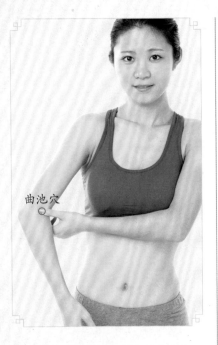

曲池穴

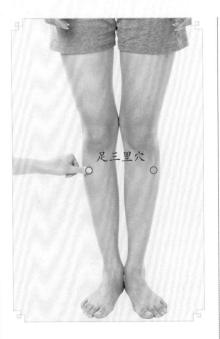

足三里穴

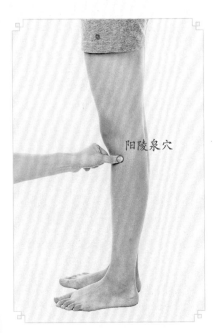

阳陵泉穴

曲池穴，排大肠经湿浊之气

曲池穴，为手阳明大肠经之合穴，是五腧穴之一。"合治内腑"，大肠之病，可选用曲池穴，它为上肢主要穴位之一，有调节全身的功能，是整体疗法中不可缺的穴位。

因为"大肠者，传导之官，变化出焉"。大肠有传送运输的职责，它与肺经相表里，有治理调节的作用。所以常灸曲池穴有祛风解表、清热利湿、调和营卫的功效。

足三里穴，温中散寒

足三里穴，为足阳明胃经之合穴，是五腧穴之一，其性属土经土穴，"合治内腑"，胃腑之病可选用。足三里是胃经主要穴位，它有理脾胃、调气血、主消化、补虚弱之功效。灸足三里穴有温中散寒、健运脾阳、补中益气、宣通气机、导气下行的作用，能调整消化系统使之功能旺盛，吸收营养，增加能源，对全身各系统都有调理作用。

阳陵泉穴，清肝胆祛湿邪

阳陵泉穴为足少阳胆经之合穴，属五腧穴之一，"合治内腑"，胆腑之病可选用。又为筋会，为下肢主要穴位。

灸阳陵泉穴有清肝利胆、祛除湿邪、强壮筋骨、健胃制酸的功能。胆附于肝，内藏胆汁，肝与胆在生理上相互联系，在病理上相互影响。肝胆多同病，因湿热蕴结，入侵肝胆，胆汁外溢，或脾阳不运，湿阻，胆汁外溢，以及肝郁气滞、肝胆湿热、肝胆实火等所引起的病症，都属本穴的治疗范围。

三阴交穴，和胃化湿

三阴交穴为足三阴经之交会穴，所以有主治肝、脾、肾三脏的作用。

三阴交穴属脾经，脾经直抵腹内属脾络胃。重点在脾，有健脾和胃化湿、疏肝益肾、调经血、主生殖的功效。

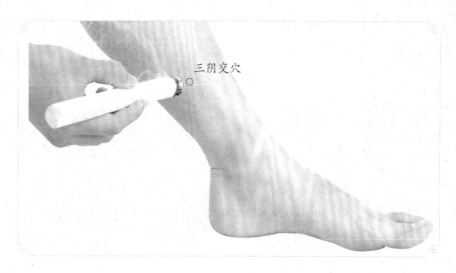

三阴交穴

组穴艾灸，祛寒湿效果更显著

第一组：神阙穴、气海穴、天枢穴（左右各一）、水分穴

【功效】暖脐散寒，回阳益气。

【方解】此五穴为肚脐梅花穴。神阙穴（即肚脐处）为任脉穴，能通脏回阳救急；气海穴为元气之海，能补肾回阳；天枢穴为足阳明胃经穴，大肠之募，能化糟粕，分利清浊；水分穴为任脉之穴，能健脾利湿，分利水谷。五穴相互佐使，有健脾止泻、温中救逆之功。

第二组：气海穴、关元穴、中极穴、子宫穴

【功效】养血调经，培元暖宫，育子嗣。

【方解】四穴同属任脉，中极穴之下为胞宫，任、督、冲脉均起于胞宫，而出于会阴。气海穴，生气之海，元气由存。关元穴，男子以藏精，女子以蓄血。中极穴，为足三阴经和任脉之会穴，为胞宫之门户。子宫穴，即女子之血室也。

第三组：内关穴、巨骨穴

【功效】宣通肺气，开胸降逆。

【方解】内关穴别行走入手少阳三焦经，三焦能统领诸气。灸内关，能调三焦之气。巨骨穴为手阳明和阳跷脉之会穴，其位在肩端，有居高临下、折降逆气下行之功。二穴相配，能开胸降逆，降冲安胃，宣通肺气，因此胸中瘀滞疼痛、胸闷气短、咳喘等症，这两个穴位配合艾灸都有效果。

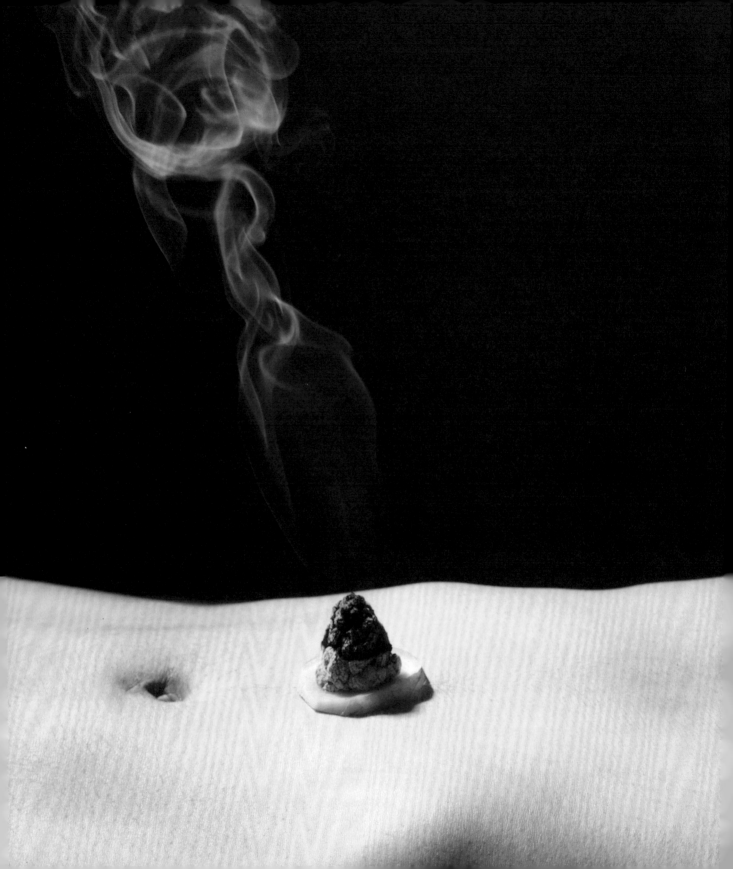

第二章

艾灸止痛，
这么做超有效

优质的艾绒祛寒除湿效果更佳，灵活的艾灸方法让疼痛无所遁形。艾草除了火灸，还可以通过内服、洗浴、泡脚等方法，全方位保护人体的阳气。

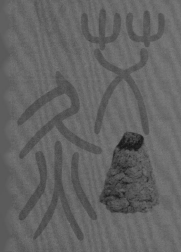

艾灸前必须知道的小细节

艾灸有很多好处，而且方法简便又安全。古往今来，使用艾灸治疗的人无数，但是有些人不能艾灸，还有一些情况也需要慎重对待。

哪些人不能艾灸

1. 患急性病症者，如胃肠穿孔不建议艾灸。

2. 不明原因的高热昏迷者不宜艾灸。

3. 身体极度虚弱者。

4. 身体经过人工注射"硅胶"等丰体美容之物者，这类人要谨慎做艾灸，在做艾灸之前要充分沟通。

5. 精神病患者及其他不适于艾灸的重症患者也要慎用艾灸。

6. 骨折、有创伤者。

7. 无行为能力者。

8. 戴隐形眼镜者不建议灸头面部。

注意：不能艾灸，也是因时因情因人而异，需要从辨证和得法的角度来施灸。

这些情况下不能艾灸

1. 极度疲劳。

2. 过饥、过饱。

3. 醉酒。

4. 大汗淋漓、情绪不稳：大汗之后，不宜艾灸；情绪激动或精神病发作期间不宜艾灸。

5. 女性经期。（注意：月经正常的女性，不需要艾灸，如果做了艾灸会增加出血量。但月经有血块、色黑、质暗者，可以在经期艾灸，这是一个很好的治疗时机。）

6. 某些传染病、高热、昏迷、抽风病人生病期间。

7. 身体极度衰竭，形瘦骨立。

给孩子做艾灸，需要大人先做榜样，同时邀请他们帮助大人。第一次给孩子做艾灸，要确保安全，当孩子体验到艾灸的好处，以后就比较容易接受艾灸。

有些部位艾灸要慎重

1. 凡暴露在外的部位，如颜面，不要直接灸，以防形成瘢痕，影响美观。眼球属颜面部，也不要灸。

2. 皮薄、肌少、筋肉结聚处。

3. 妊娠期女性的腰骶部、下腹部。

4. 乳头（男女）、阴部等。

5. 关节部位不要直接灸。

6. 大血管处、心脏部位慎灸。大血管处不建议采用化脓灸的形式，建议采用温和灸、器械灸。对于心脏部位，也是要看情况的，尤其是做了"支架"之后，应慎重。

7. 会阴部可以灸，尤其是会阴穴，可以采用艾条灸、坐熏的方式。会阴部的尖锐湿疣可以采用直接灸的方式，同样做成小艾炷，一般灸5或7壮[1]，直至湿疣脱落。

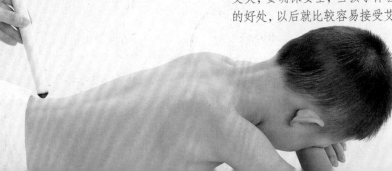

---

[1] 壮：每燃烧1个艾炷称为1壮或1炷。

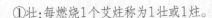

抽水马桶是会阴灸最好的灸具

找木板或纸板之类，把马桶的排水孔挡住，上置铁盖或瓷盘来隔火。将普通艾条，折3~4厘米，点燃艾条一端，平放在隔火的容器上。火源距离马桶的坐垫，保持15~20厘米的高度，以有温热能耐受为最佳距离。

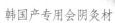

韩国产专用会阴灸材

艾灸以午时（11~13点）最佳

古人施灸时，非常重视时令气候对人体的影响。他们认为暴风雨、雷电等恶劣天气，会致阴阳交错，诸经脉络不行，在这种天气艾灸，会使人短寿。

艾灸通常选择在白天，以午时（11~13点）最佳。一般情况下，晚上不建议做艾灸，当然有些病症除外，如失眠症要在临睡前施灸。

饭前饭后能不能艾灸

其实艾灸没有特别固定的时间，什么时间都可以灸，因人因情因时而用。

饭前饭后都可以，饭前只要不是太饿，不要空腹施灸。

饭后只要不是太饱，建议饭后半小时再进行艾灸。

早晚都可以艾灸，但是阳气不足的人，在白天艾灸效果会更明显。

不是所有穴位都能艾灸

古代文献记载灸的禁忌颇多，禁灸的穴位就有45穴之多。从现代的知识来看，有些穴位是不需要禁灸的，施灸反而有切实的效果。如灸鸠尾治癫痫，灸隐白治血崩，灸心俞治夜梦遗精，灸少商治鼻衄，灸犊鼻治关节炎，灸阳池治耳聋，灸白环俞治白带，灸石门治经闭，灸髀关、腰阳关、伏兔、阴市治疗下肢痿痹等。

但有些禁忌是有道理的，因为这些穴位均分布于头面部、重要脏器和浅表大血管附近，以及皮薄肉少筋结聚的部位。在头面部穴位如哑门、睛明施灸可能会留下瘢痕，在大血管浅表处穴位如人迎施灸容易损伤到血管。还有一些穴位位于手或足的掌侧，如中冲穴，这类可能在施灸时较疼痛，易造成损伤，而且容易引起脏器的异常活动。

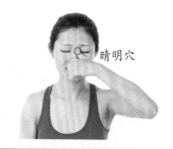

睛明穴

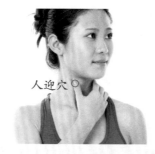

人迎穴

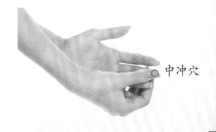

中冲穴

艾是除寒湿的"纯阳之品"

艾草俗称百草之王，李时珍在《本草纲目》中称其"生则微苦太辛，熟则微辛太苦，生温熟热，纯阳也。可以取太阳真火，可以回垂绝元阳。服之则走三阴，而逐一切寒湿，转肃杀之气为融和。灸之则透诸经，而治百种病邪，起沉疴之人为康泰，其功亦大矣"。

端午"采艾"的民俗

端午"采艾"习俗经过了几千年的演变，其文化内涵也在演变，或增或减。诞生之初，其意是防病祈求平安。

长江中下游一带，潮湿闷热，易生湿病，艾蒿是一种随处可见的植物，可入药。而端午节起初和祛病、辟邪、保健等观念也分不开，因为五月在古人心中是"恶月"（其实就是气候潮湿，容易产生瘴气，人体易被侵袭），如何平安度过此月，便产生了驱邪护生的巫术活动。

艾草能预防疾病，治疗疾病，那么民间便联想将艾草挂在门口就能防止病毒进屋，大有"门神"的功能。

端午节采艾插门旁之意由"以禳毒气"到"以禳不祥"，意义有所扩大。现在"采艾"渐渐变成了一种娱乐活动，来增加生活乐趣。但文化具有稳固性，在不断变异中生存下来，时代不断赋予它新的内容，新的表现方式。

用艾草来寻找水源

相传古人行军打仗或在沙漠中行走，在出发之前，需要携带一些艾草，以便寻找水源。故有"山泽通气，沙中取水"的典故。

沙中取水的具体做法是：在沙漠地区挖一个坑，取艾绒（干艾草）放在坑中点火，观察四周，发现有气体升腾的地方，此处即是水源，下挖可得水。说明艾草的燃烧有非常好的通透性和走窜能力。

艾叶的药用价值

《本草从新》称："艾叶苦辛，生温熟热、纯阳之性，能回垂危之阳，通十二经，走三阴，理气血，逐寒湿，暖子宫……以之灸火，能透诸经而除百病。"正是由于艾叶主要生长于光照较为强烈、山峦朝南的阳坡面，又是在每年阳气正处于上升阶段的端午节前后采摘收取，所以是纯阳之品，具有温经通络之效。

故著名药物学家陶弘景在其《名医别录》中称："艾叶，微温，无毒，主灸百病……"在临床上，艾叶除了可加工制成艾条、艾炷燃烧灸用之外，它还常与其他中药组成汤药供人内服。如中医妇科中的"胶艾汤""艾附暖宫丸"等处方中均有艾叶。

"艾"又名"冰台"

"艾"，《尔雅》载其别名"冰台"。据《博物志》解释："削冰令圆，举而向日，以艾承其影，则得火，故名冰台。"用冰取火是古代劳动人民聪明才智的体现，人们发现艾绒是一种很好的易燃物，而艾绒也很容易保存。在冬天，把大冰块磨成椭圆形（类似凸透镜），对着太阳进行聚光，用艾绒作为取火物取火。

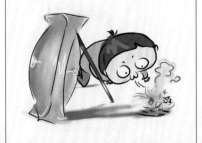

6招教你挑好艾

艾绒是艾条的主要原材料，艾绒的质量直接影响到施灸的效果，而艾绒的质量与艾叶的新陈有密切关系。

陈艾要好于新艾

采收一年之内的艾叶称为新艾，它性燥、烟大、味烈、燃烧速度快、火力暴猛，不仅易灼伤皮肤，而且易伤及经脉，耗损元气，不能长期灸用。

李时珍在《本草纲目》中讲："凡用艾叶需要陈久者，治令细软，谓之熟艾。若生艾灸火则易伤人肌。"熟艾就是陈艾，一般存放三年以上可称为陈艾。陈艾火力温和，温度平缓，烟少，渗透性强，热能堆积效果明显。

蕲（qí）艾是品质最好的艾叶

艾叶中以蕲艾最好。在明朝，七尖蕲艾叶曾是进贡皇宫的御品。药物学家李时珍更是对蕲艾推崇有加，并记录在《本草纲目》中："自成化以来，则以蕲州（蕲春旧称）者为胜，用充方物，天下重之，谓之蕲艾。"那是因为蕲艾挥发油含量最高，而且黄酮含量也最高。

那么如何分辨艾绒的优劣呢？主要是从绒、色、味、火、烟、灰六个方面入手。

	优	劣
绒	细如棉绒，质地纯净，柔软干燥，可捏成型，易燃且中途不易熄。	纤维不清，有杂质，粗硬潮湿，不易捏成型，灸时易熄。
色	青黄色或金黄色。	黑褐色。
味	气味清淡，有艾草的芳香。	气味浓烈，刺鼻，有霉味或青草味。
火	火力柔和，易产生灸感。	火力暴烈，有烧灼感。
烟	烟淡白且小、味淡、挥发油小。	烟较浓且大、味重、刺鼻、易发出响声。
灰	燃烧充分，速度均匀，不易掉灰；艾灰发白，细腻。	燃烧不充分，不均匀，易掉灰；灰偏黑，粗糙。

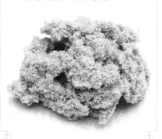

细腻柔软，干燥无杂质，颜色青黄或金黄。

优质艾绒

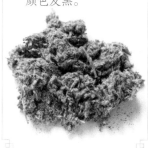

粗硬，潮湿有杂质，颜色发黑。

劣质艾绒

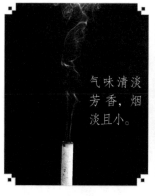

气味清淡芳香，烟淡且小。

优质艾条

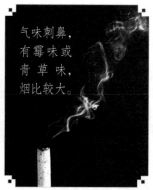

气味刺鼻，有霉味或青草味，烟比较大。

劣质艾条

艾灸过程有讲究，做对了才能祛寒湿

虽然艾灸简单易学，操作方便，但是其中也有许多讲究。比如不同灸法的不同作用，怎么正确找穴位等。这些问题一定要弄清楚，才能避开适得其反的艾灸效果。

艾灸的功用及主治

1 回阳固脱，复脉救急：治疗虚脱、脉微欲绝等各种危急证候。

2 疏风散寒，调和营卫：治疗风寒侵袭之外感，营卫气血失调诸症。

3 活血化瘀，温通经脉：治疗跌打血瘀、经络阻滞及风寒湿痹等各种关节病症。

4 升提中气，固胎止漏：治疗中气下陷的脱肛、子宫脱垂、冲任虚损胎动不安、崩漏带下等病症。

5 温经散寒，祛风止痛：治疗各种因风寒而致之痛症。

6 固摄冲任，回转胎位：治疗各种冲任不固而致的横生倒产、胎位不正等妇产科病症。

7 培补脾肾，增益二本：治疗脾胃虚弱、运化无力和肾虚阴亏、遗精早泄、阳痿、腰膝无力等症。

8 强壮元阳，祛病延年：无病自灸，可预防疾病，增强抗病能力，使精力充沛，长寿不衰。

常用的9种传统艾灸方法

艾灸法		
	艾条灸（悬灸）	温和灸
		回旋灸
		雀啄灸
	直接灸	化脓灸
		非化脓灸
	艾炷灸	隔姜灸
	隔物灸	隔蒜灸
		隔盐灸
		隔附子（饼）灸

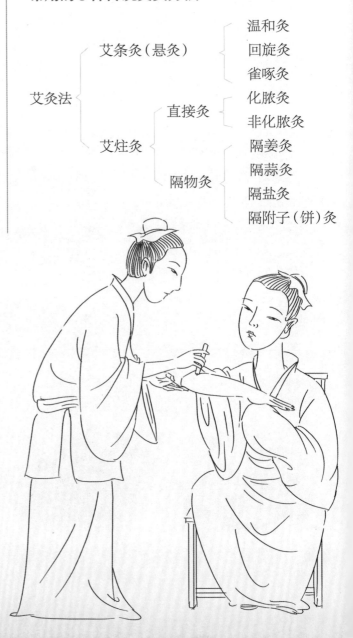

温和灸，温柔祛寒

　　点燃艾条，放于施灸部位之上，距皮肤2~3厘米，起初可以较接近皮肤，等到患者感觉太热时，再适当提高些，并固定在应灸之处，不要移动。灸时患者自觉有一股温热暖流，直达肌肤深部，有温热舒适感觉。施灸时，温热要保持均匀，不要时冷时热，更不要因过热而使患者皮肤灼热致痛。灸治时间为每次15~30分钟，对痛症有镇静作用。

回旋灸，赶走风湿痛

　　点燃艾条，对着施灸部位，调节好距离以后，使艾火沿着皮肤表面往复回旋移动，在较大范围内给患者一种舒适温和的刺激。每次灸治时间的长短，可视需要而定。此法适用于风湿痛、神经痛、神经麻痹等症。

雀啄灸，急性病痛就选它

　　点燃艾条，对着施灸部位，使之接近皮肤，待有温热感后，再提高，一起一落，往返动作，如鸟之啄食。灸治时间短一些，一般5~10分钟，此法有兴奋作用。雀啄灸的热感要强于其他悬灸法，所以适用于急症和比较顽固的病症。

了解艾条灸

艾条灸，包括温和灸、回旋灸、雀啄灸，指用火燃烧艾卷的一端，置于离皮肤2~3厘米之上施行烫灸。由于艾火不接触皮肤，仅用手悬起施灸，故称"悬灸"。

它的优点是操作方便，不易烧灼皮肤，除了五官之外，身体任何部位皆可使用，适合患者自己施灸。

在实际操作过程中，三种灸法可以交替进行。

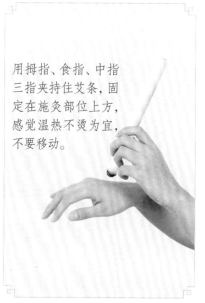

用拇指、食指、中指三指夹持住艾条，固定在施灸部位上方，感觉温热不烫为宜，不要移动。

温和灸

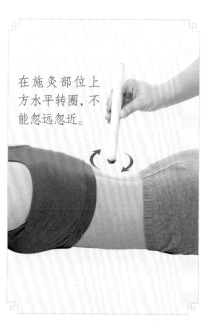

在施灸部位上方水平转圈，不能忽远忽近。

回旋灸

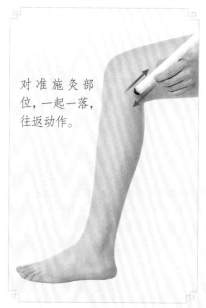

对准施灸部位，一起一落，往返动作。

雀啄灸

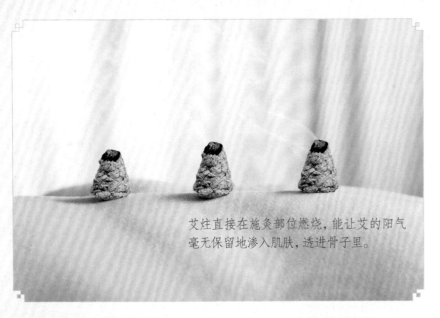

艾炷直接在施灸部位燃烧，能让艾的阳气毫无保留地渗入肌肤，透进骨子里。

化脓直接灸，祛寒祛湿最直接

化脓直接灸是由施灸后局部化脓而得名，又叫瘢痕灸、打脓灸。据文字记载，化脓直接灸最早见于《针灸甲乙经》，而且在唐宋时期非常盛行。

将艾炷直接放在穴位上施灸，待艾火燃至底部，可用镊子压熄再另换艾炷，当艾炷燃着时不要用口吹艾，以免冷热不均，而应保持火力。换艾炷时，用消毒棉签轻轻将艾灰扫净，但注意切忌强力抹扫，以免破损皮肤。灸至预定壮数后（通常为5或7壮），用消毒纱布盖好，然后用胶布封紧，以防感染。通常灸后局部起一小水疱，在

3~5天后灸处开始化脓，约12天后结痂，痂脱落后留有瘢痕，故此法又称瘢痕灸，多用于背部四肢穴位，禁用于面部。

非化脓直接灸，避免留瘢痕

灸时在施灸部位皮肤涂少许油膏，然后将艾炷直接放于穴位上，用火点燃艾炷顶端直到患者有灼热感觉。至患者不能忍受时，压灭或以镊子除去艾炷。灸治完毕后，也可用油剂涂抹保护皮肤。

这种灸法，由于灸后不引起化脓，故称为非化脓直接灸。凡宜用灸法治疗的疾病，都可以使用这种灸法，灸治部位除规定禁灸外都可以施行。

了解直接灸

直接灸（也称为明灸或着肤灸），是将艾绒直接在皮肤上燃烧，有助于防治疾病，这是灸疗法中最基本、最主要并常用的一种传统灸法。古代医家均以这种灸法为主，现代临床上也常用。

施灸时燃烧所用的艾绒制成的圆锥形小体，称为艾炷。一般直径为15毫米，高度为25毫米，适用于身体、四肢等部位。每燃烧一个艾炷称为1壮，或1炷。

艾绒纯度越高，艾炷越小，灸量小（灸3壮或5壮或7壮），一般不会留下瘢痕。

明代以前医家多采用的是直接灸，如麦粒或者是米粒大小的精致艾绒，在人体特定的穴位上进行施灸。

明代朱权（朱元璋第十七子），在《寻找神芳》一书中，有描述治疗中医外科发背病"用纸实卷艾，以纸隔之点穴，于隔纸上用力实按之，待觉热，汗出即瘥"的记载。后来发展为在艾绒内加进药物，再用纸卷成条状艾灸卷施灸，名为"雷火神针"和"太乙神针"。

隔姜灸，让温暖透进骨子里

隔姜灸就是在皮肤和艾炷之间隔以姜片而施灸的一种方法。把生姜切成0.3~0.5厘米厚的薄片，贴在穴位上，然后把艾炷置于姜片上燃烧，每次以灸至局部皮肤轻度潮红为度。本法多用于虚寒病症，如胃寒呕吐、中寒腹痛、虚寒泄泻、风寒湿痹等症。

隔蒜灸，治疗痈疽最有效

隔蒜灸，又称蒜钱灸，是用蒜作为间隔物施灸的一种灸法。将大蒜切成约0.5厘米厚的薄片，铺在穴位上，把艾炷放在蒜上施灸，灸3壮另换蒜片。

疮疡需要大面积施灸者，可以将蒜头捣烂，铺贴于皮肤上施灸，此法多用于疮疡痈疽（yōng jū），有散结拔毒作用。灸时将艾炷置于疮头上施灸，如阴疮漫肿无头者，则先用湿纸覆于疮上，择其先干处施灸。

隔盐灸，温中散寒止痛止泻

隔盐灸，是一种传统的艾灸疗法，已有一千多年的使用历史。在脐中央凹下处用细盐填满，并在盐上放艾炷施灸。如脐不凹陷或反突出者，用水调面粉，搓成条状围在脐四周，再将盐放入面圈内施灸。此法在临床上用于中风脱证，有回阳复脉之功；亦可用于脾虚泄泻、中寒腹痛，有温中散寒、止痛和止泻的作用。

隔附子（饼）灸，最补阳气

隔附子（饼）灸是一种在皮肤和艾炷之间隔以附子而施灸的灸法。隔附子饼灸时，取生附子末，用水或酒调匀搓成饼，覆盖于患处，并置艾炷于附子饼上施灸，以灸至微热为度。注意不要使患者感觉太痛，只要施灸后皮肤微呈红色即可。此法用于气血俱虚或溃疡久不收口等阳气不足之症。

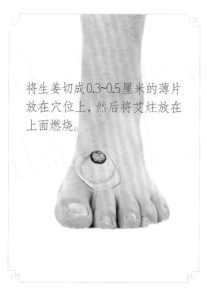

将生姜切成0.3~0.5厘米的薄片放在穴位上，然后将艾炷放在上面燃烧。

隔姜灸

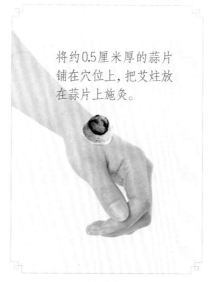

将约0.5厘米厚的蒜片铺在穴位上，把艾炷放在蒜片上施灸。

隔蒜灸

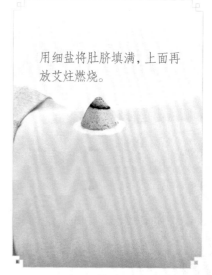

用细盐将肚脐填满，上面再放艾炷燃烧。

隔盐灸

学会正确找准穴位

灸疗属于中医经络疗法的一部分,是穴位经络、药物渗透、温热效应三位一体的综合治疗,因而灸在何处就显得非常重要。并不是说随意选择一个地方施灸就行,要想获得满意效果,除了需要合适的灸疗壮数(时间)外,还得选择正确的位置,就是选穴。

骨度分寸定位法

骨度分寸是指将全身各部以骨节为主要标志规定其长短,并依其比例作为定穴的标准。按照此种方法,不论是男女、老少、高矮、胖瘦,折量的分寸是一样的,很好地解决了在不同人身上定穴的难题。记住以下口诀,找穴更方便。

---

1. 胸腹部口诀:横八竖八脐下五,乳锁中线数肋骨

横八:是指两乳之间的宽度,即两乳之间的连线折作8寸。凡是胸腹部的横寸均以此为标准。

竖八:是指从剑突尖下至脐中央的直线作为8寸。凡上腹部穴位的上下距离均以此为标准。

脐下五:是指脐中央至耻骨联合上缘的直线作为5寸。凡下腹部穴位的上下距离均以此为标准。

乳锁中线:是指从乳头中心画竖直线(乳中线),或以锁骨窝最深处向下之延伸线。凡妇女和肥胖之人,乳头偏外,不能以乳中线为依据者,均以锁骨中线为标准。

数肋骨:凡是前胸和侧胸部的穴位均以肋骨为标准。一根肋骨折作 1寸6分。穴道大多在肋间隙之中。实际取穴,不管多少分寸先找到肋间隙,再一画线就找到穴位了。

---

2. 下肢部口诀:股内十八小十三,股外十九小十六

股内十八:大腿内侧,以横骨上廉(耻骨上缘)和骨上廉(股骨内上髁上缘)之间距离折算作18寸。

小十三:小腿内侧内辅骨下廉(胫骨内上髁下缘)至内踝顶点之间距离折算作13寸。

股外十九:大腿外侧髀枢(股骨大转子)以下至膝中距离为19寸折算。

小十六:小腿外侧,后侧以膝中至外踝顶点为16寸折算。

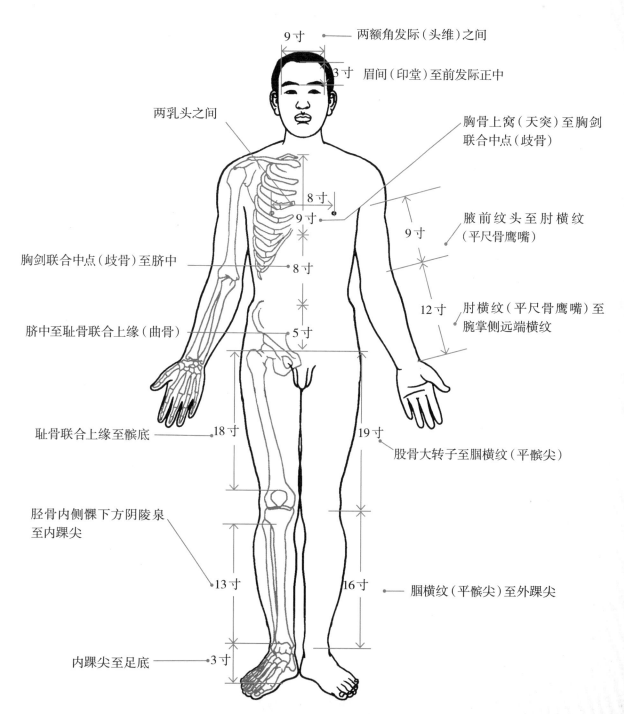

两额角发际（头维）之间 —— 9寸

眉间（印堂）至前发际正中 —— 3寸

两乳头之间

胸骨上窝（天突）至胸剑联合中点（歧骨）

8寸

9寸

腋前纹头至肘横纹（平尺骨鹰嘴）—— 9寸

胸剑联合中点（歧骨）至脐中 —— 8寸

肘横纹（平尺骨鹰嘴）至腕掌侧远端横纹 —— 12寸

脐中至耻骨联合上缘（曲骨）—— 5寸

耻骨联合上缘至髌底 —— 18寸

股骨大转子至腘横纹（平髌尖）—— 19寸

胫骨内侧髁下方阴陵泉至内踝尖 —— 13寸

腘横纹（平髌尖）至外踝尖 —— 16寸

内踝尖至足底 —— 3寸

常用骨度分寸示意图（胸腹部和下肢部）

3. 背腰部口诀：腰背肩胛六寸记，四段三线二十一

腰背：背腰、骶部有许多常用的穴道，必须记熟取准。尤其是背部有肋骨的部位，有关安全问题，更应该注意。

肩胛六寸：是指姿势自然，正坐垂肩，从两肩胛冈内缘之间画一横线，折作6寸。为背腰部横寸之标准。

四段三线：为了快速简便取穴，把腰背部用三条线划为四个段落。即从大椎穴平画一横线（颈7胸1棘突之间）以上为颈段；两肩胛下角连线画一横线（通过第7、8胸椎棘突之间），向上至大椎为胸段；髂嵴最高点连线（通过第4腰椎棘突）至两肩胛下角连线为腰段；髂嵴最高点连线以下为骶段。

二十一：是指从第1胸椎至第12胸椎为十二节，腰椎五节，骶骨有四个棘突，共计二十一节。背部诸穴的数字是按此数字计算的。和现代解剖学的颈椎、胸椎、腰椎、骶椎、尾骨的数目（分别是7、12、5、5、1）虽然不符合，但实际是一样的，只是计算方法不同而已。因为骶5的棘突不明显，所以古人只算四个棘突。

以上把腰背部划分为四段三线，按二十一椎的数目寻找穴道就比较方便了，熟记这个分段画线取穴法可以解决背部取穴的困难。用哪里的穴位，在哪个区里寻找，按十四经分寸歌数数、画线，有一索即得之便。

4. 上肢部口诀：上肢腋肘九外十，前臂内外均十二

上肢：上肢的取穴多用骨度折量，以肩端、腋纹头、肘横纹、腕横纹为标志折算。

腋肘九：指上肢内侧，腋纹头、肘横纹之间为9寸。

外十：指上肢外侧，肩端、肘横纹之间为10寸。

前臂内外：前臂不论内外，均以肘横纹和腕横纹之间距离作12寸。

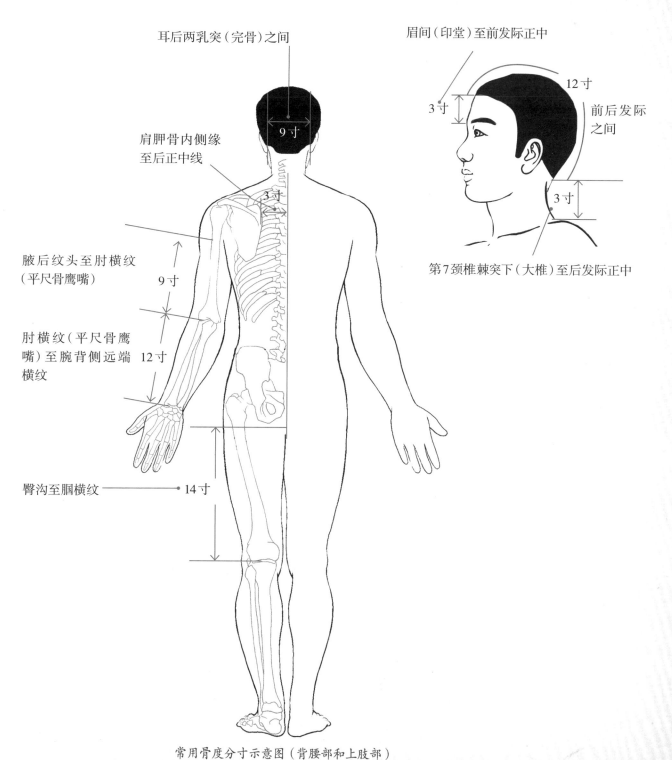

耳后两乳突（完骨）之间

眉间（印堂）至前发际正中

9寸

3寸

12寸

前后发际
之间

肩胛骨内侧缘
至后正中线

3寸

3寸

腋后纹头至肘横纹
（平尺骨鹰嘴）

9寸

第7颈椎棘突下（大椎）至后发际正中

肘横纹（平尺骨鹰
嘴）至腕背侧远端
横纹

12寸

臀沟至腘横纹 ——— 14寸

常用骨度分寸示意图（背腰部和上肢部）

手指比量定位法

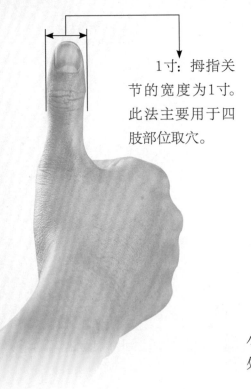

1寸：拇指关节的宽度为1寸。此法主要用于四肢部位取穴。

1寸：中指中节屈曲时，内侧两端纹头之间也作为1寸。用于腰背部和四肢取穴。

跟着经络走向找穴位

其实穴位的分布都有一定的规律可循。例如，与脏相连的肯定是阴经，多循行于四肢内侧及胸腹。而与腑相连的一定是阳经，多循行于四肢外侧及头面、躯干。若再要仔细划分，太阴、阳明走在外，厥阴、少阳走中间，少阴、太阳走在里。所以，当实在不知道穴位具体位置时，只要沿着经络的大概路线循经寻找，距离穴位的真正位置就不会太远了。

3寸：食指、中指、无名指及小指四指并拢，以中指中节横纹处为准，其宽度为3寸。

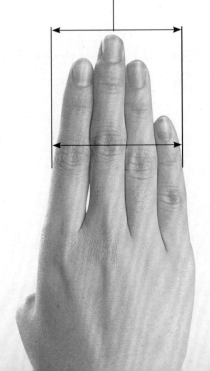

体表标志定位法

这是根据人体体表标志而定取穴位的方法。人体体表标志，可分固定标志和活动标志两种。

"固定标志"，是指不受人体活动影响而固定不移的标志，比如五官轮廓、指（趾）甲等。以脐为标志，其上1寸是水分，其下1寸是阴交，左右旁开4寸是大横。

"活动标志"，是指利用关节、肌肉、皮肤等随意活动而出现的孔隙、凹陷、皱纹等作为取穴的标志。如让手掌五指在同一平面，拇指与其余四指成90°，根部两个肌腱间的凹陷就是阳溪。

在疾病疼痛部位找穴位

许多人艾灸，常常因为不清楚穴位的具体位置，不知从何下手。其实最简单的办法就是在病痛或者不舒服的部位直接进行灸疗，这便是中医经络学中的"近部选穴"法。凡是局部出现疼痛、肿胀、僵硬、条索状突起等异常，说明这里一定存在着"筋脉拘急、气血不通"的情况，中医将它称为"阿是穴""不定穴"。

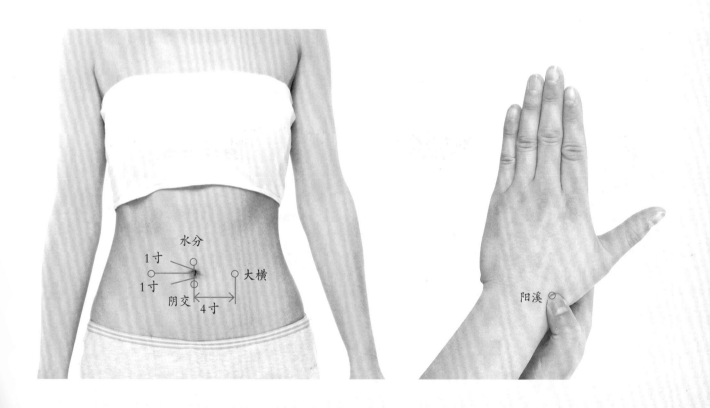

名目繁多的艾灸盒

艾灸盒为盛放艾灸的器材，携带方便，便于存放，体积小，因此很受欢迎。

艾灸盒按其孔数可分为单孔艾灸盒、双孔艾灸盒、三孔艾灸盒、六孔艾灸盒；也可按施灸部位分为腰部艾灸盒、腿部艾灸盒、背部艾灸盒、腹部艾灸盒等。

新奇随身灸，哪不舒服灸哪儿

随身灸随时随地都能进行艾灸，专为出行设计，方便易携，对温经通络、祛寒通便、女性痛经、受风寒等特别适用。随身灸还集养生防病、治病和美容养颜于一身，操作简单、安全又方便。

随身灸是一种特制的金属圆筒，外形分筒体和持柄两部分。筒体上下各有数个小孔，上孔可以通风出烟，下孔用以传导温热。内另有小筒一个，可置艾或药物燃烧。可以祛风散寒、扶正祛邪、活血化瘀、温经通络、清除毒素、改善血液循环、提高免疫力，治疗多种疾病，保健强身。

古代的艾灸器

用艾灸器施灸在我国有着悠久的历史，早在晋代葛洪的《肘后备急方》中就有记载，"取干艾叶一斛许，丸之，纳瓦甑（zèng）下，塞余孔，唯留一目，以痛处着甑目，下烧艾以熏之"。到明清，灸器灸有了更大的发展，出现了专用的灸具，诸如灸板、灸罩及灸盏等。

介绍几款日韩灸具

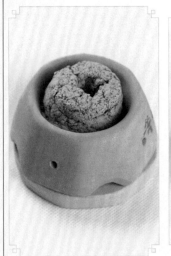

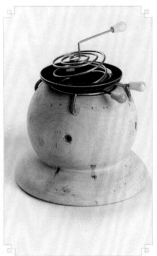

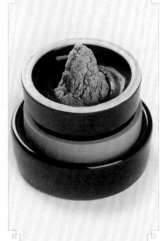

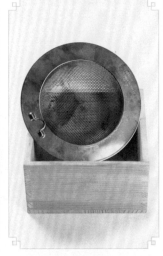

（韩国产）陶土烧制而成，分上下两个部分，主要用于胸腹部腧穴的施灸，可以使用艾炷或艾绒。

（韩国产）木制构造，内置陶瓷孔状结构。外周钢丝结构，可以调节艾炷的燃烧高度，底座宽大，可用于关节等部位的施灸。

（韩国产）瓷质结构灸具，可以调节高度，底座平稳，保暖效果好，适用于肚脐部位、命门等腧穴的施灸。

（日本产）不锈钢灸具，网孔大小一致，密度均匀，材质优良耐烧。可放置艾条或艾绒，施灸面积大，保温效果好。

按顺序艾灸，疗效更显著

《千金方》上说："凡灸当先阳后阴，言从头向左而渐下，次后从头向右而渐下，乃先上后下也。"

《明堂》也载有："先灸于上，后灸于下，先灸于少，后灸于多。"

先阳后阴：即先灸背部、后灸腹部，或先灸阳经、后灸阴经。因从阳引阴，使阴平阳秘，而没有亢盛之弊。

先上后下：即先灸头面部和躯干部，后灸四肢部，或先灸头面与胸部、后灸腹部和下肢部。可以避免面部烘热、咽干口燥等不适之感。

先少后多：即初灸者壮数（灸量）宜先少后多，艾炷宜先小后大，以便被灸者逐渐适应。这是一般施灸常法，但病情有轻重缓急之分，治则有标本缓急之别，关键在于辨证论治，灵活运用，才能取得应有的疗效。

合适的体位也能提高疗效

《千金方》说："凡灸法坐点穴，则坐灸；卧点穴则卧灸；立点穴，则立灸。须四体平直，毋令倾侧，若倾侧穴不正，徒破好肉耳。"

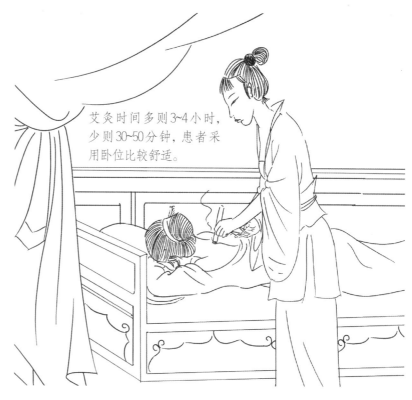

艾灸时间多则3~4小时，少则30~50分钟，患者采用卧位比较舒适。

在做艾灸过程中，首选平卧位或俯卧位，坐位次之。艾灸过程一般时间都比较长，多则3~4小时，短则30~50分钟，舒适的体位是提高艾灸疗效的重要环节。

坚持，疗效才能更持久

任何事物在修复或者前进的过程中都会出现"假疲劳现象"，艾灸的过程中，有几天会觉得特别累，特别想放弃。比如我们跑步，开始跑得很快，也很好，可是跑着跑着就觉得腿没力气了，跑不动了，可是只要再坚持一下，又会变得很轻快，这种感觉每个人都有体会。

对于艾灸的效果更是不能着急，需要慢慢来，不能要求艾灸多长时间一定能取得什么样的结果。我们需要坚信：艾灸不但能治病，更能提高身体免疫力和抗病能力，使五脏六腑阴阳调和，经络通畅，减少得大病的概率和提高身体的综合素质。以这样的心态去艾灸，效果反而更好。

影响艾灸疗效的因素

艾灸治疗疾病，提高人体机能，这是毋庸置疑的。做好艾灸，达到艾灸应有的疗效，是很多医家或被灸者的共同目标。

灸愿（被灸者主观愿望）

艾灸过程中有烟雾的产生，给很多人带来心理障碍，担心烟熏火燎会加重病情。还有人担心会烫伤皮肤、留下瘢痕影响美观。如果被灸者对灸法不了解，或有抵触情绪，必要的解释、沟通十分重要，这有助于达到预期效果。

灸材（艾绒、艾条）

优质的灸材能使灸疗效果显著。各种艾灸材料（艾绒、艾条、艾段等）必须要由优质、纯正的艾草制成，这点尤为重要。优质的艾材燃烧时易燃、气味芳香、热力温和，能穿透皮肤，直达深部，使人感觉舒快，有温经通络、行气活血、祛湿逐寒、消肿散结等功效。

现在，市面上有些不法厂家会在艾条中掺加杂质或有害物质（如木屑、石灰粉等），大家购买时一定要加以辨别。

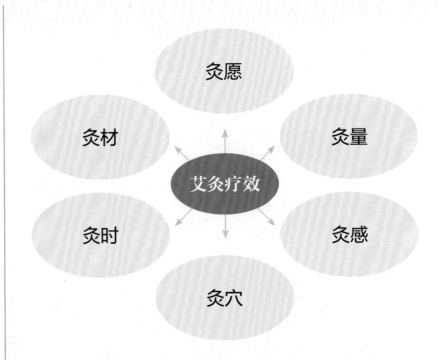

信念是原动力，艾是刺激源，穴是施灸对象，灸量是方法，感传是效果。灸时中有久，久均则传，6个因素构成了一个整体。

灸量

对于不同的身体状况，有不同灸法的选择，灸量是一个重要的变量因素，也是影响艾灸疗效的重要因素。在辨证的时候，要考虑选择单穴位、单经脉，还是多穴位、多经脉。尤其是当下的人们，寒湿体质随处可见，"轻描淡写"或"蜻蜓点水"般的灸量，只能改善当时的舒适度，不足以达到"翻转"效应。

在施灸过程中，需要保持火力的均衡稳定。以艾条灸（悬灸）为例，距离皮肤太近，容易产生灼痛，让人抗拒；距离皮肤太远，没有作用。以直接灸为例，每炷之间的间隔时间不建议过长，需要保持火力的持续性。灸量足，灸感灸；灸量弱，疗效差。

灸时

灸时包括三层意思，一是灸法的时间选择，建议在白天或上午施灸，效果最佳，晚上9点以后不建议（失眠或其他情况除外），所谓白天为阳，晚上为阴，到了晚上，人体气血趋于平静，不建议艾灸。二是单次灸法的时间，以艾条灸（悬灸）为例，通常一个穴位，需要灸10~15分钟，艾炷直接灸（明灸）一般灸5或7壮，甚至更多壮。三是灸疗的疗程，轻者短，重者久，灸必须久，效由久出，从火从久，灸义自明。

对于一些慢性疾患或疑难疾患，艾灸的时间是需要以月或年为施灸单位的。所谓灸，从久从火，意思就是用火长久地来治疗。

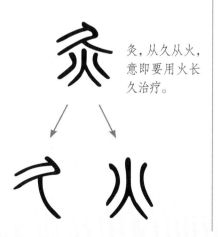

灸，从久从火，意即要用火长久治疗。

灸穴

艾灸时，作用于人体经络腧穴。灸者，需要根据不同的情况来取经选穴，才能提高艾灸的疗效。《灸绳》说："夫灸者穴之用也，穴者灸之法也。"灸不离穴，效由穴生。灸疗一定要针对穴位刺激，即点刺激。这里的穴位有两层含义，一是穴位刺激，二是正确选穴配穴。如果做直接灸，一般只选择要穴、大穴来施灸。

灸感

在灸法过程中，出现"酸麻沉重"的感觉，是自然的、本能的反应，不要刻意控制，也不要刻意追求。《灸绳》说："定穴着艾，气随火生；酸麻胀重，气至病所。"病有轻有重，感应有减有增，感传既有多样性，又有规律性。大多沿着经络的走向传导，患处中心最为强烈。随着病情的好转，感传也逐步减弱与消失。

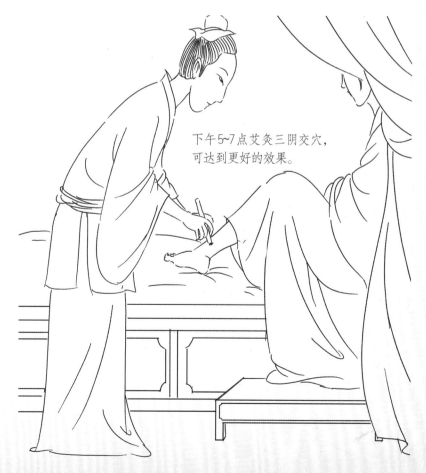

下午5~7点艾灸三阴交穴，可达到更好的效果。

艾灸后多注意，祛痛效果更长久

《医宗金鉴》说："凡灸后谨避风寒，慎起居，养其气血，其喜怒忧思悲恐惊，不可过极，和其情志，及禁食一切生冷醇酒厚味等物，即食蔬淡，亦可适宜，不可过度。以调养脾胃也。"

艾灸后要保暖

有的人在艾灸后会出现全身发冷、体寒等现象，还伴随一些打喷嚏，浑身肌肉关节酸疼的症状，不用惊慌，这些现象是因病邪从体内排出而出现的。这时不能洗澡，需及时做些保暖措施。

艾灸后可喝杯温水

初次艾灸，阳不胜阴，因此艾灸后应喝杯温水，以帮助身体尽快达到阴阳平衡，缓解不适症状。不过不建议喝绿茶，可以喝艾草茶。

灸起水疱怎么办

有的人第一次灸后就会出现水疱，有的人则数次后出现，还有少数人不会出现。出现水疱是艾灸后的正常反应，一般患者体内有较多湿气时，就会出现水疱。

水疱出现后，一般有轻微疼痛，有的人则没有任何痛感。遇到水疱后，不用害怕，可以继续在水疱的位置施灸，数次后水疱就会自行溃破。溃破后可以继续施灸到结痂，结痂后还可以施灸，这时会有液体状的物质从痂体下渗透出来。以上的种种表现均为艾灸后的排病反应，而流出来的液体状物质也大多为人体瘀滞的废物，这些废物的不断流出会加速身体的康复。

水疱出现后一般不会化脓，所以不一定要用消炎药水消毒。如果盲目消炎，反而为画蛇添足之举，应当相信身体的自愈能力。

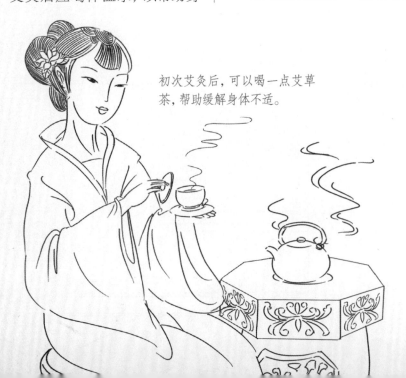

初次艾灸后，可以喝一点艾草茶，帮助缓解身体不适。

艾灸后还要注意哪些

调理期间（尤其有慢性疾患者）建议独卧、不适宜过性生活；饮食起居有规律，按时吃早饭，晚上11点之前务必入睡；宜素食，不可食用辛辣刺激性的食物；不要过饥或过饱，保持心情愉悦。

如何艾灸不上火

艾灸为什么容易引起上火呢？这是因为艾灸本来就是借助火的能量来温经通脉，由于其火性偏温热，易在局部积蓄和富余，造成身体阳气的不平衡，从而表现出上火的症状。

人体有大周天、小周天的说法，对于练功之人，只要丹田之气打通了十二经脉及任督二脉，能够周天循环，便能功力大增，百病不侵。艾灸也是，只要同时在任督二脉上施灸，然后配合艾灸十二经脉的一些重要穴位，就不易上火，而且能有更好疗效。几乎通治由寒湿瘀滞、经脉受阻、气血不畅、气血不足、免疫力低下引起的所有疾病。

常通风，不留艾烟味道

虽然艾灸的烟有很多好处，如艾燃烧生成的甲醇提取物，能清除自由基，但有些人不喜欢。艾烟的味道很难完全去除，只能用一些方法尽量减少。怕头发上有味道，可以戴上浴帽；可以准备一件专门艾灸用的睡衣或旧衣服；换下来的衣服也可以用大的塑料袋装一下；灸完之后可以洗澡（最好是在艾灸4~8小时后）；及时清洗沾有烟味的衣服或将其放在阳台上通通风。

铁罐是最好的灭艾神器

艾灸结束，灭艾条也是件挺麻烦的事。用水浇灭，艾条浸水后不但会影响下次使用，还有可能不完全熄灭，造成安全隐患。截掉一段，虽不妨碍下次使用，也能消除隐患，但是比较浪费。当然市场也有艾条灭火器出售，但是本着经济又实用的原则，我们可以利用家里闲置的小罐子来解决。将用后的艾条闷在里面，隔断氧气，自然就能灭艾了。可首选铁罐，玻璃的可能会被热气崩坏。

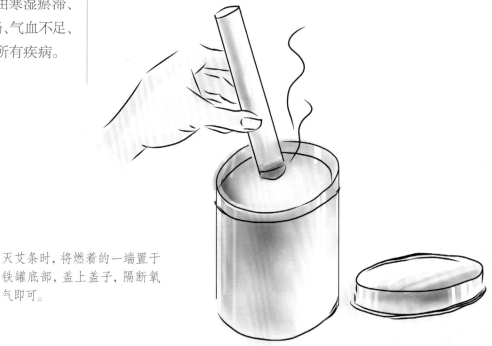

灭艾条时，将燃着的一端置于铁罐底部，盖上盖子，隔断氧气即可。

艾草内服＋外用，效果好于止痛药

艾草不仅能制成艾条、艾炷，用来艾灸，还能直接食用。艾草是一种很好的食物，还能用来泡澡泡脚，或制成各种衣物随身穿戴，都能起到祛寒湿止痛的作用。

艾膳，让痛由内而出

李时珍在《本草纲目》中首次提出了艾叶有"温中、逐冷、除湿"的功效，并指出"服之则走三阴，而逐一切寒湿，转肃杀之气为融和"。

艾草属于菊科，多年生，有多个品种，并不是每种艾草都可以食用。需要在专业人员的指导下采集食用。

艾草茶

干艾叶每次3克，每日3或4次，沸水冲泡，代茶频饮。

【功效】温经散寒，止痛。

艾叶姜茶

干艾叶6克，生姜2片；将上2味同煮，去渣代茶饮。

【功效】温中散寒。主治寒泻。

艾叶饺

鲜艾叶300克，切碎；葱、豆芽、豆腐适量，切碎；将以上材料拌匀，用盐调味成馅；再用面皮包馅成饺子形状，入锅

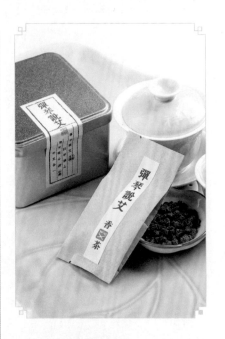

中蒸熟或水煮均可。

【功效】健脾开胃，增进食欲。

艾草面条

面粉、艾草粉各适量，加水揉成团，擀开切成细面条形即可。

【功效】助消化，增食欲，除湿助阳。

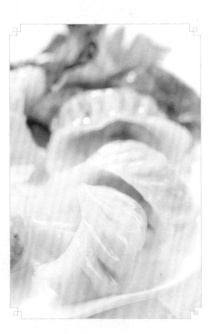

艾草的其他吃法

在韩国，人们早春取新鲜的艾叶，制作豆瓣酱艾叶汤。还有用鲜艾草和糯米做成的发酵液，适用于胃肠功能不好的人。

在欧洲的意大利、法国，从17世纪就开始酿造"苦艾酒"，将苦艾作为主要香料，此酒清香甜纯，微苦，具有醒脾开胃、增进食欲的功效。

艾叶洗浴，抗菌消炎还减肥

艾叶煮成的汤水，具有极好的渗透性和滋润性，能促进血液循环，激活表皮细胞再生，可促进衰老细胞代谢，是修复受损肌肤的天然草本。

艾叶洗浴古已有之

南北朝时期陶弘景编撰的《本草经集注》在艾叶项下记载有："苦酒（醋）煎叶，治癣甚良。"这种方法就是用淡醋水煎煮艾叶，洗浴患处治疗皮肤癣疾。这说明汉唐时期就已普遍采用艾叶洗浴疗法治病。宋代的《陆氏积德堂方》载有用艾叶熏洗治疗鹅掌风（手癣），明清时期关于用艾叶浴来治病的记载就更多了。

艾叶浴的做法

先将干艾叶约50克装在布袋（或丝袜等）内，放在锅内，大火煮沸，再小火煮沸15~20分钟即可。然后连同药包一同倒在浴缸内，适量增加温水，调到合适水温，水温控制在38~43℃。每晚泡15~20分钟半身浴，可以在泡澡的同时轻轻揉搓易水肿的腿部。

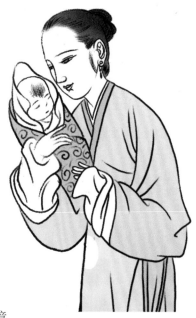

宝宝洗完艾叶浴后，不能受寒，一定要包得暖暖的，以免影响艾叶浴的治疗效果。

女人更需要艾叶浴

艾叶浴，对女人体内环境有着很好的调节作用，并能形成持久天然的保护屏障，对于寒气重、月经过多、脘腹冷痛、宫寒的人，尤其有效。常洗还能令皮肤光滑，散发出艾草的淡雅清香，同时能加速脂肪代谢，有助于减肥。平时可以1周洗浴1次，但经期停止。

在孕前洗艾叶浴，可以提高受孕的机会，增强体质。产后艾叶洗浴更为重要。在洗浴中，艾叶的有效成分可直接在接触的肌肤部位产生药效，或在向体内转运的吸收过程中发挥其抑菌消炎、止痒、活血化瘀、消肿止痛的作用。

宝宝也能洗艾叶浴

宝宝也可以常洗艾叶浴，能起到驱蚊、祛湿疹、增强抵抗力的作用，但是艾叶的用量要注意，1周岁以内的宝宝最好控制在30克以内，1周岁以上的宝宝艾叶用量可以增加，但也不要超过50克。

注意沐浴后需擦干身体才能抱出浴室，2个小时内尽量不要出门，沐浴后不要再吹冷风受寒。因为这个时候寒气刚通过毛孔逼出来，皮肤毛孔尚未收缩，如再次受风或受寒，就达不到艾叶洗浴的辅助疗效了。

艾叶泡脚能祛寒

俗话说："春日洗脚，升阳固脱；夏日洗脚，暑湿可祛；秋日洗脚，肺润肠蠕动；冬日洗脚，丹田灼温。"

为什么要重视脚部保健

中医学认为，足为人体阴气重地，"阴脉者集于足下，而聚于足心"。足部分布着人体66个穴位，与五脏六腑的12条经脉有着紧密的联系，拥有头、手、身体内部各组织器官的反射区。但由于脚底部离心脏甚远，抵抗力低下，是人体的先天薄弱环节，客观上为寒湿邪气的侵袭提供了有利条件。所以说脚部的保健相比其他部位显得尤为重要。

常常泡脚能强身健体

足部，已被现代医学喻为人体的第二心脏。经常足浴，能通过外温内透的作用，推动气血上行，从而促进人体血液循环、促进新陈代谢，增加人体细胞的供氧量，活跃全身细胞，并通过内热外透使全身排汗，从而有助于调理脏腑、平衡阴阳、舒筋活络、强身健体、延缓衰老、祛病延年。

艾叶泡脚效果更好

正常人热水泡脚能有助于强身健体，然而阳气不足、阴盛寒重的人，仅用热水泡脚是不够的，用艾叶煮水泡脚，能达到更理想的效果。

因为艾草的药性能通人体十二经络，调理阴阳。每周坚持3~4天用艾草水泡脚能有效祛虚火、寒火。泡脚的同时要多喝温开水，多注意休息，因虚火、寒火引起的口腔溃疡、咽喉肿痛、牙周炎，都会有明显好转或消失。

但不是所有人都适合用热水泡脚的，像儿童、急性感染性或出血性疾病患者等，都不适宜泡脚。而且泡脚也要选好时间，饭后半小时内不建议泡脚，它会影响胃部血液的供给，长期下来会使人营养不良。

1355 泡脚法

我们可以总结出 1355 泡脚法则：每天 1 次，每次 30 分钟，水温 50℃左右，泡完用毛巾擦干以后按摩 5 分钟。

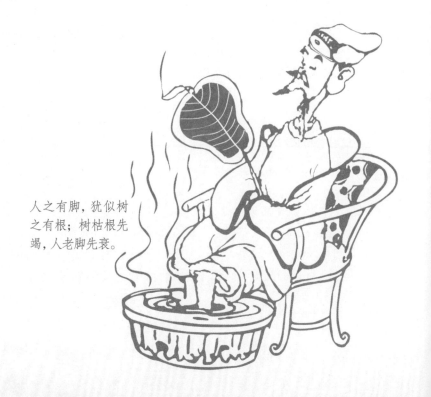

人之有脚，犹似树之有根；树枯根先竭，人老脚先衰。

搭配艾草衣物,预防寒湿入侵

随着社会的发展,物质水平的提高,人们的着装特别是女性的着装,越来越轻薄,易导致寒湿进入体内带来疼痛。长期穿戴艾草做的衣物能预防很多因寒湿带来的病痛,使我们的身体更加健康。

香艾腰护

腰为肾之府,为五脏之根,为诸力之源。使用香艾腰护能祛风散寒,温补肾气,促进腰部气血循环,有效缓解腰部疲劳,改善腰痛、腰膝酸软、小便无力、神疲乏力、下肢沉重等症状。

光绪三十四年(1908年)御医就将蕲艾等药粉碎或搓软,以绫绢制成6寸宽的腰带让光绪紧系于腰间,用以治疗腰胯疼痛,以补汤药之不及。

香艾鞋垫

民间有一句谚语说:"树老根先枯,人老腿先衰。"这是告诉我们,腿部的保养是很重要的。艾草属阳性,用艾草做成鞋垫能很好地保护我们的脚,起到暖脚温肾,去异味,除湿,促进下肢气血循环,改善足部血流量,引火下行的作用,可预防或调理脚癣、脚部皲裂、冻疮等症状,能令人身心安适。

香艾护肩甲

用艾草做成护肩甲,能护住人体背部很多要穴,如大椎穴、肩井穴、肺俞穴、天宗穴等。按照中医内服、外敷的原理,表里生热,能有效改善督脉的气血循环,对改善咽部不适,背部僵硬、寒凉疼痛、怕风、怕凉,肩部酸疼,肩胛疼痛等效果显著。

香艾肚兜

《本草纲目》记载:"丹田气弱,脐腹畏冷者,以熟艾入布袋兜其脐腹,妙不可言。"艾草制成的肚兜对脐腹畏寒、胃痛、胃寒、痛经、经行不畅、少腹坠痛、带下、产后虚寒性腹痛等症状具有非常好的防治效果。

清代乾隆皇帝及其后宫嫔妃们就曾配戴艾草制成的肚兜,预防胃寒。

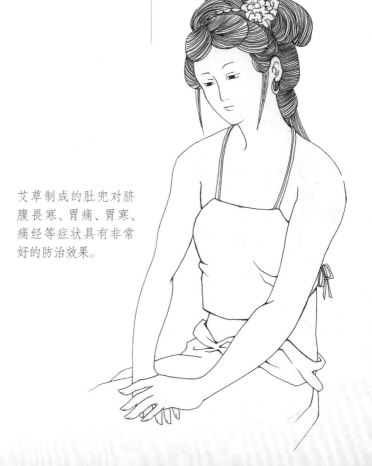

艾草制成的肚兜对脐腹畏寒、胃痛、胃寒、痛经等症状具有非常好的防治效果。

艾灰是个宝，止痛又止痒

艾灸之后，不管是直接灸还是用其他方式艾灸，都会留下一堆艾灰，很多人都会直接丢弃了。其实艾灰有不少好用途，我们可以用盒子将它攒起来。

止痒止痛效果好

家里有宝宝的，都知道宝宝经常会有红屁股。洗浴之后，直接把艾灰撒在患处，能起到很好的止痒、改善症状的作用。

艾灰对脚气治疗也有作用，晚上洗脚之后，把艾灰撒在脚趾或患处，穿上旧袜子；或者白天在出门之前涂抹，当然最好穿深色袜子。

此外，如果脸上长了痘痘，特别是已经红肿了的，用蛋清和艾灰调和，直接涂抹，隔夜洗掉，痘痘会很快干瘪，慢慢就掉了，而且不会留痘印。同时还可以起到"净肤"的作用。

涂抹皮肤的艾灰最好单独烧存

需要注意的是，目前市面上的艾条优劣参差，有些不法厂家在艾条中加入石灰粉、木屑等物质以增加艾条的重量，这些艾条产生的灰是不能直接涂抹在皮肤上的，会起到相反作用。而且艾条燃后还有"纸灰"，也不建议采用。用于涂抹皮肤的艾灰，建议用上等的纯艾绒，在铁器或瓷器中，单独烧存使用。

除味或做肥料都很棒

艾灰是天然的除味剂，用小布袋装起来，放在厕所、厨房或者是冰箱里，能起到除异味的效果，可以跟竹炭相媲美。艾灰还是绝好的草木灰肥料，每次灸完的艾灰，可以倒在花盆中，给家中的植物增加"营养"。

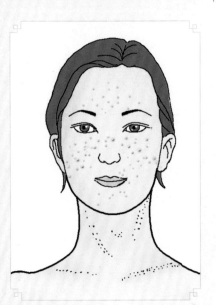

用蛋清和艾灰调和，可以治疗脸上的痘痘。

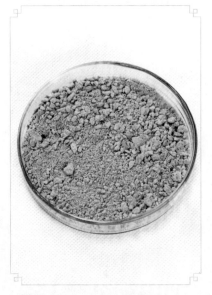

涂抹皮肤的艾灰最好单独烧存。

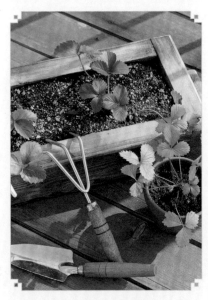

艾灰还可以给家中的植物增加"营养"。

艾香除邪辟秽，还能治鼻窦炎

《神农本草经》："香者，气之正，正气盛则除邪辟秽也。"使用芳香药物正是借其清气之正，鼓舞人体正气，辟除秽浊邪气，达到保健防病的目的。艾香疗法在我国具有悠久的历史，早在殷商时期的甲骨文中就有熏燎、艾蒳（ruò）和酿制香酒等记载，周代已有佩戴香囊、沐浴兰汤的风俗，《诗经》中载有"采艾"等采集香药的诗歌。

艾香能杀菌防病毒

艾香有净化空气、杀菌去毒、解除疲乏、缓解压力、驱瘟避疫、提神静心之功效。

著名艾叶研究专家梅全喜教授指出，在欧洲爆发过导致千万人死亡的流感，为什么在中国没有出现过呢？这里面的因素很多，但可以肯定一点，我国民间广泛流行的端午节挂艾叶、熏艾烟、洗艾澡的习俗发挥了重要作用。由此可见，我们古代认为艾叶能辟邪是有一定科学道理的。

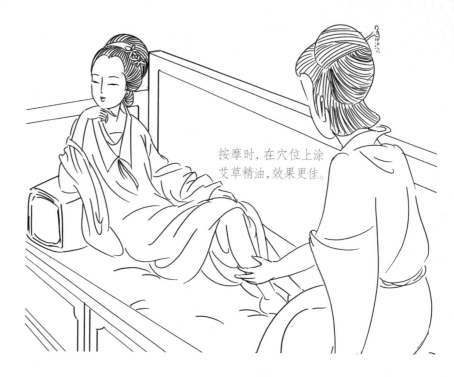

按摩时，在穴位上涂艾草精油，效果更佳。

艾香能治疗鼻窦炎

用艾叶及其他植物香料做成艾香，燃香闻香，1日3~5次，1个月为1疗程，疗程之间间隔1周，对鼻窦炎有显著疗效。

艾草精油能美容

按摩时配以艾草精油可加速皮肤的血液循环，促进老化细胞代谢，加强新细胞再生，淡化色斑，减少皱纹，使肤色红润，延缓衰老。还可以改善眼袋、黑眼圈、眼睑下垂、皱纹，延缓眼部的松弛老化现象，使眼部恢复光彩。

艾草的其他应用

日本广岛核爆炸后，第2年便在废墟的土地上生长出艾草，足以说明艾草具有强大的生命力和抗辐射力。日本人利用植物艾蒿制造出一种新型食品保鲜袋，可反复使用，能在土壤中分解，不产生有害物质。

在我国台湾以艾草为主题的生活山庄带来了健康快乐的生活体验。在韩国用艾草做成的面膜、卫生巾深受韩国女性的喜爱。

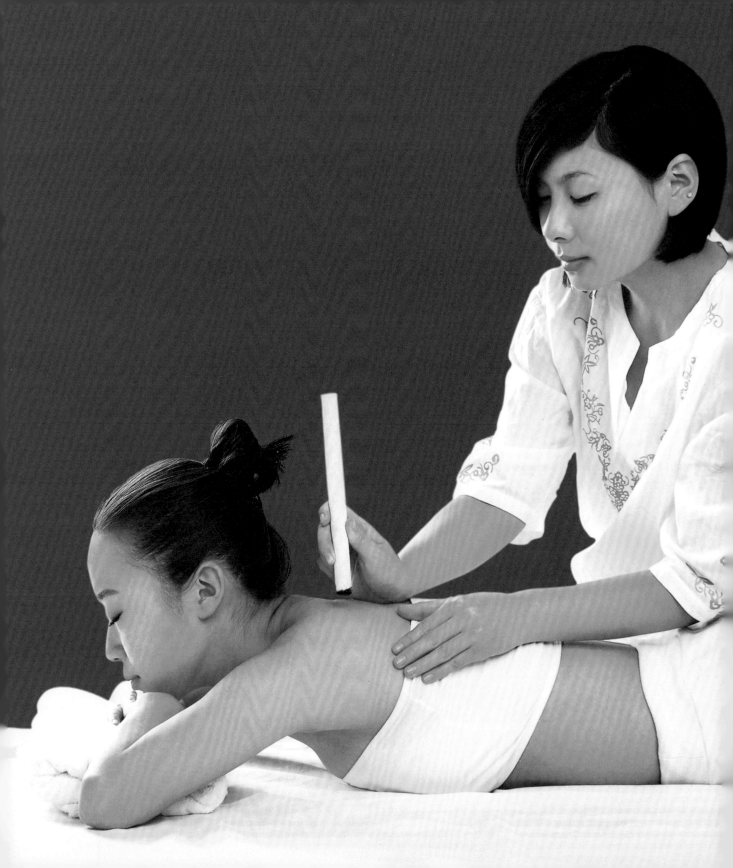

第三章

艾灸祛寒湿，无痛一身轻

体内缺阳气，就会有寒湿；体内有寒湿，就会产生疼痛。艾叶是纯阳之草，用艾灸治疗，能祛除寒湿，赶走疼痛。

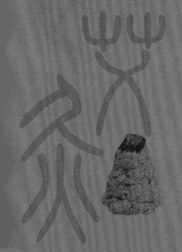

适宜艾灸的常见寒湿痛症

一些常见的寒湿痛症,比如头痛、牙痛、胃痛等,都可以利用艾灸来治疗。艾灸既简单方便,又无痛苦和副作用,没有医学基础的人也能操作,是扫除常见寒湿痛症的好帮手。

头痛

头痛的名称甚多,根据其发病部位、经络、病因、病机的不同,病名有异。现代医学认为头痛是指颅内外痛觉敏感的组织受到刺激,而引起头颅上半部(即枕下部和眉目以上范围内)的疼痛。

头为诸阳之会,五脏六腑的清阳之气皆上注于头。凡外感、内伤、饮食不节等因素,均可引起头痛。治疗以疏风散寒、平肝潜阳为主。

专家提醒

灸法治疗风寒性头风痛效果较好,但对严重器质性改变所致的头痛则效果一般。直接灸头部穴位时,可以用发卡分开头发,先用燃着的香头,烧断需要施灸部位的头发,再放置小艾炷(俗称艾粒、艾棒)施灸。灸治部位的头发被烧断,不但不会影响再生,反而会使重新长出的头发更浓密。

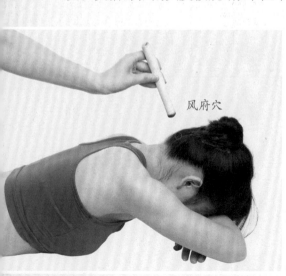

风府穴

灸风府穴:艾条灸10~15分钟,每日1次,3~5日为1疗程。

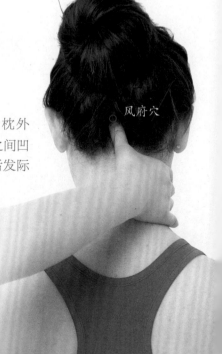

风府穴

定风府穴:在颈后区,枕外隆突直下,两侧斜方肌之间凹陷中。沿脊柱向上,入后发际上1横指处即是。

风寒头痛

主要症状是头痛拘紧，或痛连项背，喜以棉帛裹头，伴有形寒畏风，鼻塞流清涕。

艾灸疗法

主穴：风府穴、风池穴。**配穴**：列缺穴、外关穴。

方法：❶ 直接灸：每穴灸5或7壮，每日1次，5日为1疗程。❷ 艾条灸：每次选2~4穴，每穴灸10~15分钟，每日1次，3~5日为1疗程。

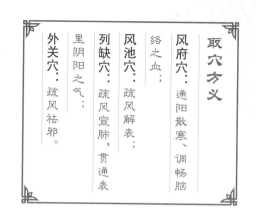

取穴方义

风府穴：通阳散寒、调畅脑络之血；

风池穴：疏风解表；

列缺穴：疏风宣肺，贯通表里阴阳之气；

外关穴：疏风祛邪。

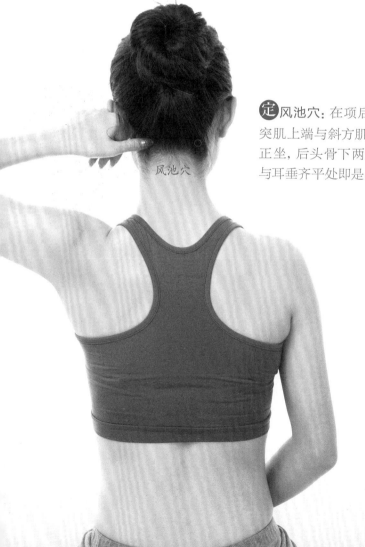

定 风池穴：在项后，枕骨之下，胸锁乳突肌上端与斜方肌上端之间的凹陷中。正坐，后头骨下两条大筋外缘陷窝中，与耳垂齐平处即是。

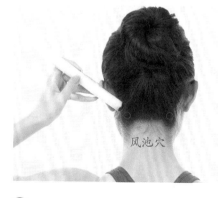

灸 风池穴：艾条灸10~15分钟，每日1次，3~5日为1疗程。

肝阳头痛

主要症状是头痛且胀，牵引头角掣痛，眩晕，每因情绪紧张而诱发，伴有心烦易怒、睡眠不安、面红口苦。

艾灸疗法

主穴：百会穴、风池穴、太冲穴。**配穴**：太阳穴、率谷穴。

方法：❶ 直接灸：每穴灸5或7壮，每日1次，5日为1疗程。❷ 艾条灸：每次选2~4穴，每穴灸10~15分钟，每日1次，3~5日为1疗程。

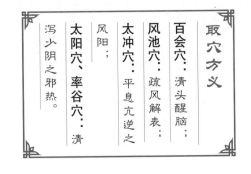

取穴方义

百会穴：清头醒脑；

风池穴：疏风解表；

太冲穴：平息亢逆之风阳；

太阳穴、率谷穴：清泻少阴之邪热。

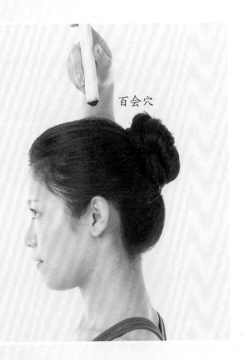

百会穴

灸 百会穴：艾条灸10~15分钟，每日1次，3~5日为1疗程。

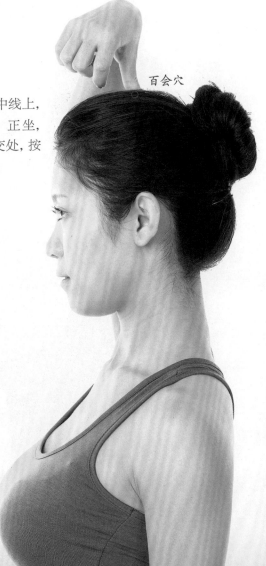

百会穴

定 百会穴：在头部正中线上，前发际正中直上5寸。正坐，两耳尖与头正中线相交处，按压有凹陷。

刮痧疗法

　　头部刮痧，是治疗各种头部疼痛简单易行的方法，人体气血，从前往后流动，头为诸阳之会，梳头梳到头皮发热，往往有意想不到的效果。

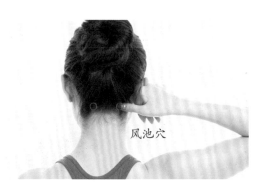

定 风池穴：在项后，枕骨之下，胸锁乳突肌上端与斜方肌上端之间的凹陷中。正坐，后头骨下两条大筋外缘陷窝中，与耳垂齐平处即是。

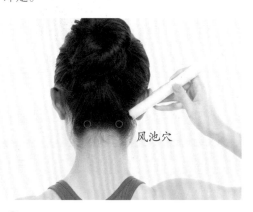

灸 风池穴：艾条灸10~15分钟，每日1次，3~5日为1疗程。

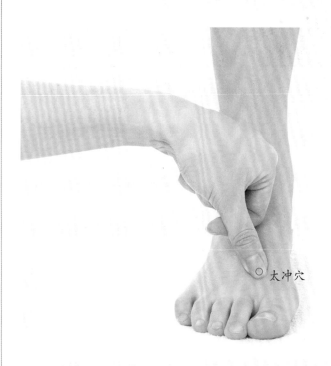

定 太冲穴：在足背，当第1、第2跖骨间，跖骨底结合部前方凹陷中。足背，沿第1、第2趾间横纹向足背上推，感觉到有一凹陷处即是。

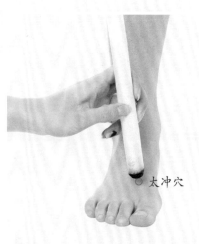

灸 太冲穴：艾条灸10~15分钟，每日1次，3~5日为1疗程。

牙痛

牙痛，是口腔疾病中最常见的症状。多见于龋齿、急性牙髓炎、急性根尖周炎、牙周炎、冠周炎、牙本质过敏等病症。

多因胃肠郁热上攻，或风寒之邪外袭经络，郁于阳明而化火，或因肾阴不足，虚火上炎所致；或因过食甘酸，侵蚀牙齿成龋而得。现代医学认为，牙痛的原因甚多，有牙齿本身的疾病，有牙周组织的疾病，有全身性疾病引起的牙痛，如流行性感冒等。治疗宜清热祛风，消炎止痛。

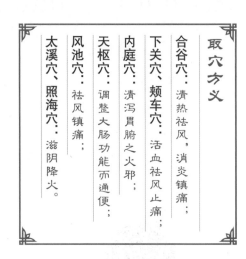

取穴方义

合谷穴：清热祛风，消炎镇痛；

下关穴、颊车穴：活血祛风止痛；

内庭穴：清泻胃腑之火邪；

天枢穴：调整大肠功能而通便；

风池穴：祛风镇痛；

太溪穴、照海穴：滋阴降火。

定 合谷穴：在手背，第1、第2掌骨之间，约平第2掌骨中点处。一手拇指、食指展开，另一手拇指指关节横纹放在其虎口缘上，屈指，拇指尖处即是。

定 下关穴：在面部，颧弓下缘中央与下颌切迹之间凹陷处。闭口，食指和中指并拢，食指贴于耳垂旁，中指指腹处即是。

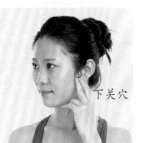

下关穴

定 颊车穴：在面部，下颌角前上方1横指（中指）。上下牙关咬紧时，会隆起一个咬肌高点，按之有凹陷处即是。

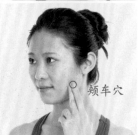

颊车穴

定 内庭穴：在足背，第2、第3趾间，趾蹼缘后方赤白肉际处。足背第2、第3趾之间，皮肤颜色深浅交界处即是。

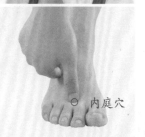

内庭穴

专家提醒

灸法治疗牙痛，效果颇好，灸疗时，还需要加强原发疾病的检查和治疗。

艾灸疗法

主穴：合谷穴、下关穴、颊车穴、内庭穴。**配穴**：天枢穴、风池穴、太溪穴、照海穴。

方法：❶ 直接灸：每次选3或4穴，每穴灸3或5壮，多用于牙痛发作之时。❷ 隔蒜灸：每次选2~4穴，每穴灸5或7壮，艾炷如枣核大小，每日1或2次。❸ 艾条灸：每次选2~4穴，每穴灸10或15分钟，每日1或2次，3日为1疗程。

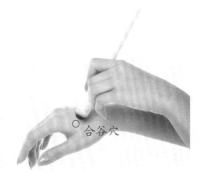

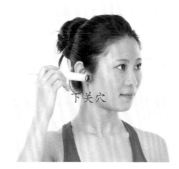

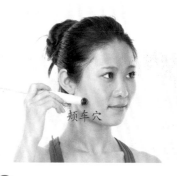

灸合谷穴：艾条灸10~15分钟，每日1或2次，3日为1疗程。艾灸前按摩此穴3~5分钟，可以提高艾灸疗效。

灸下关穴：艾条灸10~15分钟，每日1或2次，3日为1疗程。艾灸此穴，对胃火导致的牙痛（症状为牙痛剧烈、牙龈红肿、口渴口臭等）有良效。

灸颊车穴：艾条灸10~15分钟，每日1或2次，3日为1疗程。按压此穴，对于快速缓解下牙痛非常有效。

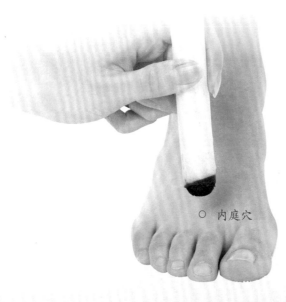

灸内庭穴：艾条灸10~15分钟，每日1或2次，3日为1疗程。按摩此穴时，以一手拇指稍用力按压，以有酸胀感为宜，每侧1分钟，每天坚持，能祛胃火、除口臭。

胃痛

胃痛也称胃脘痛，是指胃脘部经常疼痛的一种病症，常见病因有饮食不调、郁怒忧思、脾阳素虚等。胃病包括现代医学中的急性胃炎、慢性胃炎，胃神经官能症，胃十二指肠溃疡，胃下垂等疾病。临床特征是上腹部持续疼痛，常伴有恶心、呕吐、腹泻等症状，若急性不愈，病延日久即转变为慢性胃炎，慢性胃炎一般多为上腹胀满、隐痛、胀痛、食欲减退、恶心、呕吐、反酸等。

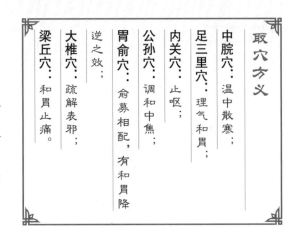

取穴方义

中脘穴：温中散寒；

足三里穴：理气和胃；

内关穴：止呕；

公孙穴：调和中焦；

胃俞穴：俞募相配，有和胃降逆之效；

大椎穴：疏解表邪；

梁丘穴：和胃止痛。

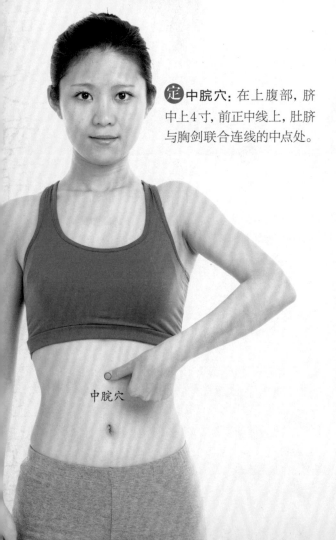

中脘穴

定 中脘穴：在上腹部，脐中上4寸，前正中线上，肚脐与胸剑联合连线的中点处。

定 足三里穴：在小腿前外侧，站位弯腰，同侧手虎口围住髌骨上外缘，余四指向下，中指指尖处即是。

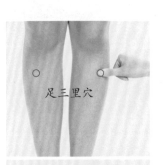

足三里穴

定 内关穴：在前臂前区，腕掌侧远端横纹上2寸，掌长肌腱与桡侧腕屈肌腱之间。微屈腕握拳，从腕横纹向上量3横指，两条索状筋之间即是。

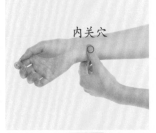

内关穴

定 公孙穴：在跖区，当第1跖骨底的前下缘赤白肉际处。足大趾与足掌所构成的关节内侧，弓形骨后端下缘凹陷处即是。

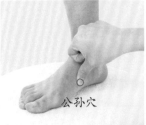

公孙穴

寒凝气滞型

主要症状是胃痛突然发作，痛势较剧，畏寒喜暖，得热痛减，恶心呕吐，或泛吐清水稀涎，喜热饮。

艾灸疗法

主穴：中脘穴、足三里穴、内关穴、公孙穴。**配穴**：胃俞穴、大椎穴、梁丘穴。

方法：❶ 直接灸：每次选4~6穴，每穴灸5或7壮，每日1次，10日为1疗程。❷ 隔姜灸：生姜切片，艾炷如枣核大小。每次选3~5穴，每穴灸5或7壮，每日1次，10日为1疗程。❸ 艾条灸：每次选5~7穴，每穴灸10~15分钟，每日1次，10日为1疗程。

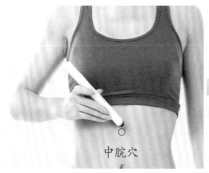

中脘穴

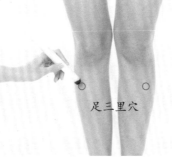

足三里穴

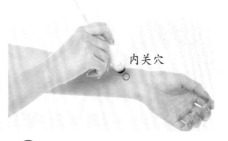

内关穴

灸中脘穴：艾条灸10~15分钟，每日1次，10日为1疗程。饭后半小时，用手掌（单掌或双掌重叠）按压此穴，缓慢做环旋运动，对缓解胃痛和消化不良十分有效。

灸足三里穴：艾条灸10~15分钟，每日1次，10日为1疗程。此穴是长寿大穴，常年坚持艾灸，可以祛除胃寒。

灸内关穴：艾条灸10~15分钟，每日1次，10日为1疗程。按压此穴对晕车、晕船等也有良效。感到心悸时，灸此穴可调节心律。

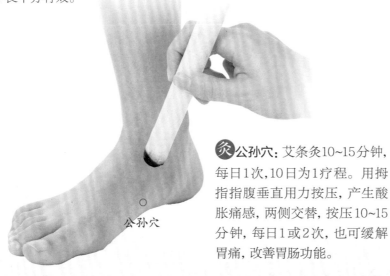

公孙穴

灸公孙穴：艾条灸10~15分钟，每日1次，10日为1疗程。用拇指指腹垂直用力按压，产生酸胀痛感，两侧交替，按压10~15分钟，每日1或2次，也可缓解胃痛，改善胃肠功能。

灸盒温灸

用多孔灸盒，先灸胃俞穴附近区域30分钟，再灸中脘穴附近区域20分钟；每日1次，10日为1疗程。

肝郁气滞型

主要症状是胃部发胀，痛及肋骨，或痛无定处，胸闷，频频打嗝，每因烦恼而诸症加重。

艾灸疗法

主穴：中脘穴、肝俞穴、期门穴、足三里穴。**配穴**：行间穴、阳陵泉穴。

方法：❶ 直接灸：每次选4~6穴，每穴灸5或7壮，每日1次，10日为1疗程。❷ 隔姜灸：生姜切片，艾炷如枣核大小。每次选3~5穴，每穴灸5或7壮，每日1次，10日为1疗程。❸ 艾条灸：每次选5~7穴，每穴灸10~15分钟，每日1次，10日为1疗程。

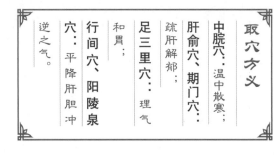

取穴方义

中脘穴：温中散寒；

肝俞穴、期门穴：疏肝解郁；

足三里穴：理气和胃；

行间穴、阳陵泉穴：平降肝胆冲逆之气。

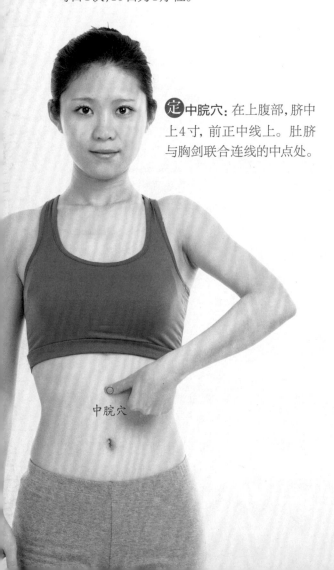

中脘穴

定中脘穴：在上腹部，脐中上4寸，前正中线上。肚脐与胸剑联合连线的中点处。

定肝俞穴：在背部，第9胸椎棘突下，后正中线旁开1.5寸。肩胛骨下角水平连线与脊柱相交椎体处，往下推2个椎体，其下缘旁开2横指处即是。

定期门穴：在胸部，第6肋间隙，前正中线旁开4寸。正坐或仰卧，自乳头垂直向下推2个肋间隙，按压有酸胀感处即是。

定足三里穴：在小腿前外侧，犊鼻下3寸，犊鼻与解溪连线上。站位弯腰，同侧手虎口围住髌骨上外缘，余四指向下，中指指尖处即是。

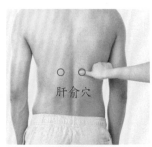

肝俞穴

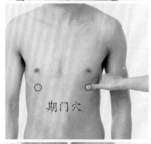

期门穴

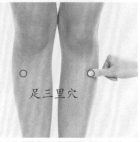

足三里穴

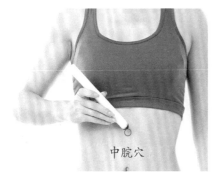

中脘穴

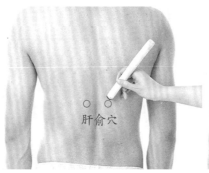

肝俞穴

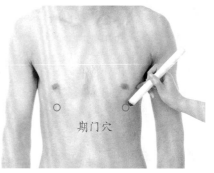

期门穴

灸**中脘穴**：艾条灸10~15分钟，每日1次，10日为1疗程。艾灸前掌心按在此穴做顺时针按揉，可以增强疗效。

灸**肝俞穴**：艾条灸10~15分钟，每日1次，10日为1疗程。经常艾灸此穴，对眼睛干涩、视物模糊也有一定的辅助作用。

灸**期门穴**：艾条灸10~15分钟，每日1次，10日为1疗程。每天用掌心摩擦此穴5分钟，能疏泄肝胆，改善熬夜出现的疲劳、没有食欲等症状。

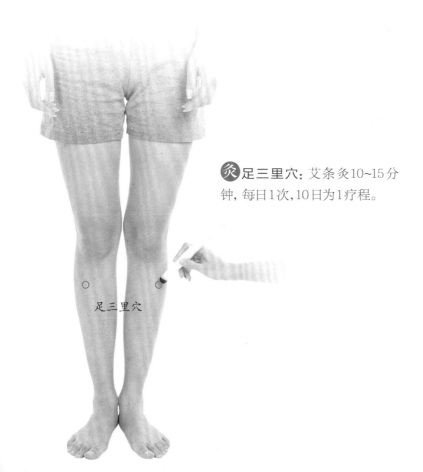

足三里穴

灸**足三里穴**：艾条灸10~15分钟，每日1次，10日为1疗程。

专家提醒

艾灸治疗胃痛，效果较好，对于一般轻症，一次即可止痛；久病慢症，如果能坚持灸治，效果显著。胃痛患者饮食需要注意：不时不食、不饥不食、细嚼慢咽、饮食有节。对于胃痛这类消化系统的疾患，需要加强中脘穴、足三里穴的施灸，中脘穴加两侧下肢的足三里穴，恰是主管人体消化功能的"等腰黄金三角"。

颈椎病

颈椎病，属于中医学"痹证"范畴，现代医学称为"颈椎综合征"。多因颈椎骨、椎间盘及其周围纤维结构的损伤，致使颈椎间隙变窄，关节囊松弛，内平衡失调。主要表现为头、颈、臂、手、上胸背部疼痛或麻木、酸沉，放射性疼痛，伴有头晕、无力，甚至上肢及手感觉明显减退。

专家提醒

由于颈椎病的部位不同，其症状也不相同，如果自己操作，需要在专业的人员指导下进行。可以配合刮痧，沿着胸锁乳突肌到肩周，顺着督脉，从后发际到大椎刮痧。先刮痧，再艾灸。艾灸方法的选择可以因人、因情而异。另外要加强颈椎部的功能锻炼，选择合适的枕头也很重要。

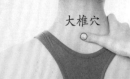

定 大椎穴：在项背部脊柱区，第7颈椎棘突下凹陷中，后正中线上。低头，颈背交界椎骨高突处椎体，其下缘凹陷处即是。

定 肩井穴：在肩胛区，第7颈椎棘突与肩峰最外侧点连线的中点。先找到大椎，再找到锁骨肩峰端，二者连线中点即是。

定 肩髎穴：在肩峰前下方，当肩峰与肱骨大结节之间凹陷处。正坐，屈肘抬臂与肩同高，另一只手中指按压肩尖下，肩前呈现凹陷处即是。

定 天宗穴：在肩胛区，肩胛冈下缘与肩胛骨下角连线上1/3与下2/3交点凹陷中。以对侧手，由颈下过肩，手伸向肩胛骨处，中指指腹所在处即是。

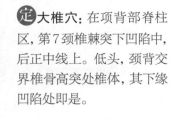

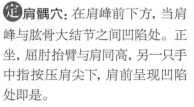

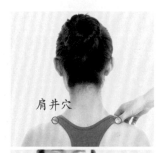

肩井穴

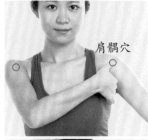

肩髎穴

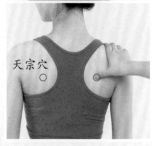

天宗穴

艾灸疗法

主穴：大椎穴、肩井穴、肩髃穴、天宗穴。**配穴：**阳陵泉穴、悬钟穴、足三里穴、大杼穴。

方法： ❶ 艾条灸：每次选3~6个穴位，每穴灸10~15分钟，10日为1疗程。❷ 隔姜灸：每次选3~6个穴位，每穴灸3或5壮，10日为1疗程。❸ 直接灸：每穴灸5壮，每日1次，10日为1疗程。

取穴方义
大椎穴：温通督脉、宣痹通络；
肩井穴、肩髃穴、天宗穴：活血通络，舒筋健骨；
大杼穴、悬钟穴、阳陵泉穴：扶正固本、强筋利骨；
足三里穴：补益气血。

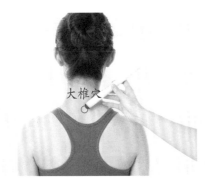

灸大椎穴：艾条灸10~15分钟，10日为1疗程。

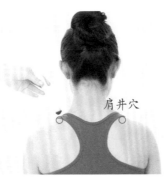

灸肩井穴：艾条灸10~15分钟，10日为1疗程。常按揉此穴，可缓解肩酸痛、眼睛疲劳等症状。

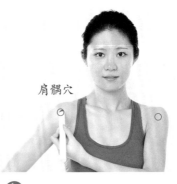

灸肩髃穴：艾条灸10~15分钟，10日为1疗程。艾灸前先对此穴刮痧，可以提高疗效。

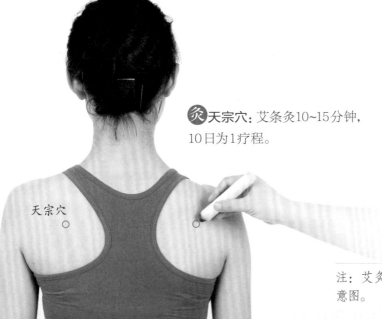

灸天宗穴：艾条灸10~15分钟，10日为1疗程。

灸盒温灸

以大椎穴为中心点，用多孔温灸盒，先灸颈肩30分钟，后灸肚脐20分钟，每日1次，10日为1疗程。

注：艾灸时应暴露穴位区域皮肤，本书隔衣仅是示意图。

肩周炎

中医认为，人过中年，身体状况会逐渐走向衰退，肝肾逐渐虚损，容易导致筋脉失养，这是肩周炎发病的内因；此外，肩部直接感受风寒湿等的侵袭则是造成肩周炎的外因。而肩部活动范围减少，也有可能引起肩周炎。

专家提醒

灸法治疗肩周炎效果较好，如果久治不愈，需要检测血糖。单纯肩周炎的人，宜佩戴艾草制成的护肩甲，对保护肩周免受风寒侵袭，尤为重要。还可以进行摇上臂的锻炼，左右手臂前后交替。

风寒外袭型

主要症状有肩部冷痛，昼轻夜重，举臂及后旋时疼痛加剧，活动受限，疼痛部位畏寒，得温痛减。宜疏风散寒，温经通络。

艾灸疗法

主穴：肩髃穴、肩井穴、肩髎穴。**配穴**：曲池穴、合谷穴、外关穴。

方法：❶ 艾条灸：每穴灸10~15分钟，每日或隔日1次，10日为1疗程。❷ 隔姜灸：可采取铺灸的方式，每次90分钟；隔日1次，10日为1疗程。❸直接灸：每穴灸7壮，每日1次，10日为1疗程，每疗程间隔3日。

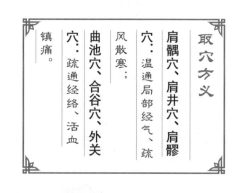

取穴方义

肩髃穴、肩井穴、肩髎穴：温通局部经气、疏风散寒；

曲池穴、合谷穴、外关穴：疏通经络、活血镇痛。

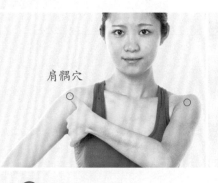

定肩髃穴：在肩峰前下方，当肩峰与肱骨大结节之间凹陷处。正坐，屈肘抬臂与肩同高，另一只手中指按压肩尖下，肩前呈现凹陷处即是。

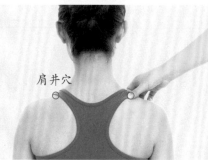

定肩井穴：在肩胛区，第7颈椎棘突与肩峰最外侧点连线的中点。先找到大椎穴，再找到锁骨肩峰端，二者连线中点即是。

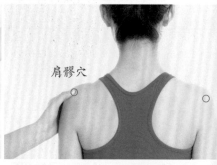

定肩髎穴：在肩部，肩峰角与肱骨大结节两骨间凹陷中。外展上臂，肩膀后下方凹陷处即是。

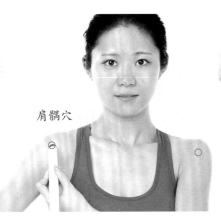

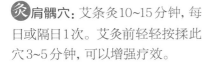

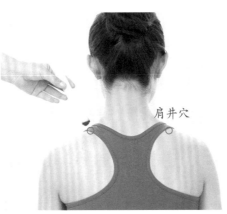

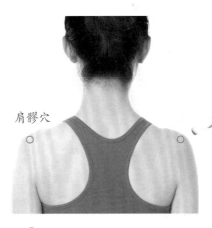

灸肩髃穴：艾条灸10~15分钟，每日或隔日1次。艾灸前轻轻按揉此穴3~5分钟，可以增强疗效。

灸肩井穴：艾条灸10~15分钟，每日或隔日1次。艾灸前用一手食指、中指、无名指按摩对侧的肩井穴，用力按压5秒后慢慢放开，重复10次后换手，可以增强疗效。

灸肩髎穴：艾条灸10~15分钟，每日或隔日1次。每日早晚各按揉此穴1次，每次1~3分钟，可辅助治疗肩周炎。

灸盒温灸

可采用灸盒，先灸肩周，再灸胸锁关节（先阳后阴），每部位30分钟，一共需要60分钟，每日1次，10日为1疗程。

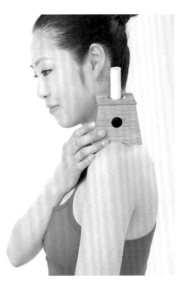

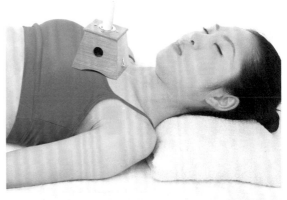

经筋失养型

主要症状有肩痛日久，患部经筋失养，肌肉失荣而枯萎，经筋挛缩而软短，故举臂其手不及头，后旋其手不及背，酸痛乏力，局部畏寒，得温而舒，受凉则剧。治疗宜温经活血，强筋壮骨。

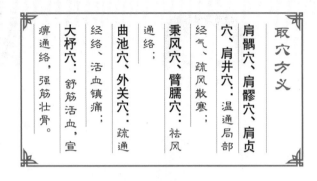

取穴方义

肩髃穴、肩髎穴、肩贞穴、肩井穴：温通局部经气、疏风散寒；

秉风穴、臂臑穴：祛风通络；

曲池穴、外关穴：疏通经络、活血镇痛；

大杼穴：舒筋活血，宣痹通络，强筋壮骨。

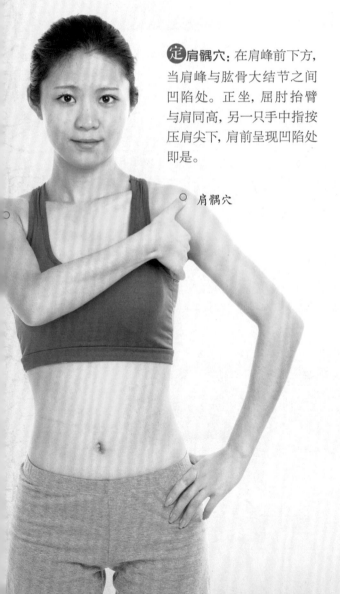

肩髃穴

定 肩髃穴：在肩峰前下方，当肩峰与肱骨大结节之间凹陷处。正坐，屈肘抬臂与肩同高，另一只手中指按压肩尖下，肩前呈现凹陷处即是。

定 肩髎穴：在肩部，肩峰角与肱骨大结节两骨间凹陷中。外展上臂，肩膀后下方凹陷处即是。

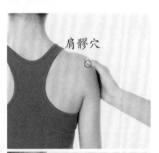

肩髎穴

定 肩贞穴：在肩关节后下方，腋后纹头直上1寸。正坐垂臂，从腋后纹头向上量1横指处即是。

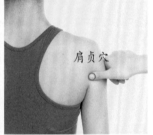

肩贞穴

定 肩井穴：在肩胛区，第7颈椎棘突与肩峰最外侧点连线的中点。先找到大椎穴，再找到锁骨肩峰端，二者连线中点即是。

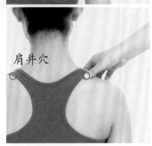

肩井穴

艾灸疗法

主穴：肩髃穴、肩髎穴、肩贞穴、肩井穴。**配穴**：秉风穴、臂臑穴、曲池穴、外关穴、大杼穴。

方法：❶ 艾条灸：每穴灸10~15分钟，每日或隔日1次，10日为1个疗程。❷ 隔姜灸，可采取铺灸的方式，每次90分钟；隔日1次，10日为1疗程。❸ 直接灸：每穴灸7壮，每日1次，10日为1疗程，疗程间隔3日。

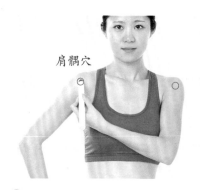

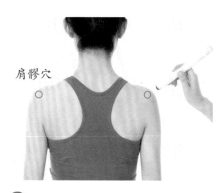

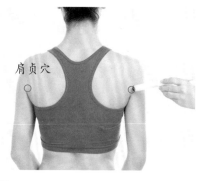

灸肩髃穴：艾条灸10~15分钟，每日或隔日1次。

灸肩髎穴：艾条灸10~15分钟，每日或隔日1次。

灸肩贞穴：艾条灸10~15分钟，每日或隔日1次。艾灸前刮痧肩周区域，可以增强疗效。

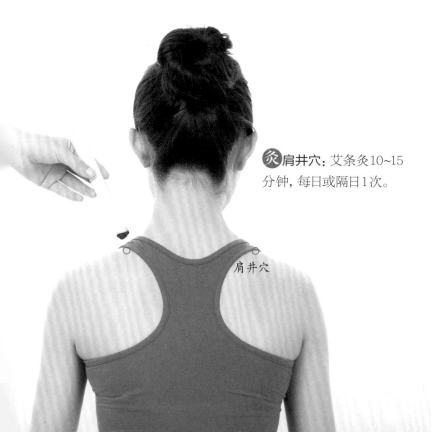

灸肩井穴：艾条灸10~15分钟，每日或隔日1次。

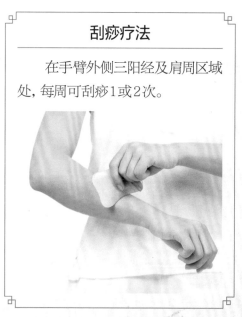

刮痧疗法

在手臂外侧三阳经及肩周区域处，每周可刮痧1或2次。

类风湿性关节炎

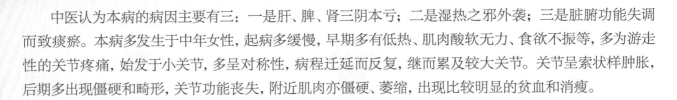

中医认为本病的病因主要有三：一是肝、脾、肾三阴本亏；二是湿热之邪外袭；三是脏腑功能失调而致瘀瘀。本病多发生于中年女性，起病多缓慢，早期多有低热、肌肉酸软无力、食欲不振等，多为游走性的关节疼痛，始发于小关节，多呈对称性，病程迁延而反复，继而累及较大关节。关节呈索状样肿胀，后期多出现僵硬和畸形，关节功能丧失，附近肌肉亦僵硬、萎缩，出现比较明显的贫血和消瘦。

专家提醒

现代医学治疗本病效果不明显，且副作用大，艾灸治疗效果很好，首选小艾炷直接灸。还可以结合刮痧的方式，先做药物隔姜灸督脉、膀胱经，再刮痧整个后背，效果很好。平时应注意保暖，避免潮湿，加强锻炼，建议练习太极拳。

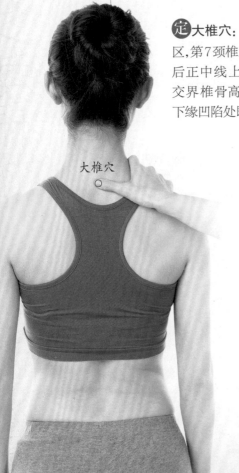

定大椎穴：在项背部脊柱区，第7颈椎棘突下凹陷中，后正中线上。低头，颈背交界椎骨高突处椎体，其下缘凹陷处即是。

定身柱穴：在上背部脊柱区，第3胸椎棘突下凹陷中，后正中线上。两侧肩胛骨内侧角连线与后正中线相交处椎体，其下缘凹陷处即是。

定曲池穴：在肘部，尺泽与肱骨外上髁连线的中点处。屈肘成直角，先找到肘横纹终点，再找到肱骨外上髁，两者连线中点处。

定三阴交穴：在小腿内侧，内踝尖上3寸，胫骨内侧缘后际。手四指并拢，小指下缘靠内踝尖上，食指上缘所在水平线与胫骨后缘交点处即是。

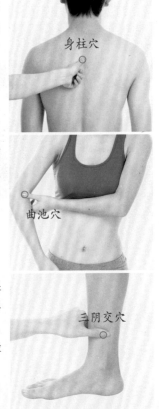

湿热侵袭型

主要症状有关节红肿疼痛，屈伸不利，伴有全身发热，出汗、头晕、口干口渴，便干尿黄。治疗宜清热化湿，宣痹通络。

艾灸疗法

主穴：大椎穴、身柱穴、曲池穴、三阴交穴。**配穴**：合谷穴、阴陵泉穴、太冲穴、阿是穴。

方法：❶ 直接灸：每个穴位直接灸5或7壮，每日1次，10日为1疗程，疗程间隔5日。❷ 艾条灸：每穴灸10~15分钟，每日或隔日1次，10日为1疗程。

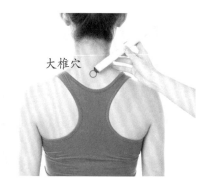

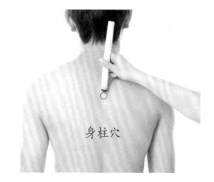

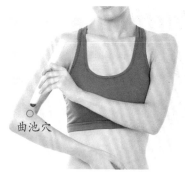

灸**大椎穴**：艾条灸10~15分钟，每日或隔日1次。艾灸前刮痧此穴，可以增强疗效。

灸**身柱穴**：艾条灸10~15分钟，每日或隔日1次。常灸此穴阳气足，祛寒湿效果佳。

灸**曲池穴**：艾条灸10~15分钟，每日或隔日1次。

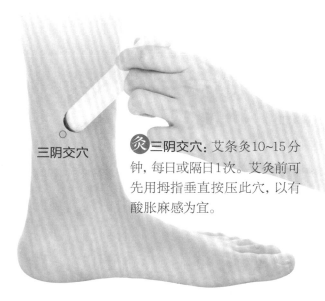

灸**三阴交穴**：艾条灸10~15分钟，每日或隔日1次。艾灸前可先用拇指垂直按压此穴，以有酸胀麻感为宜。

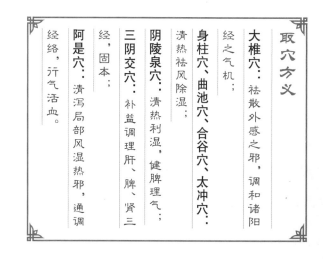

取穴方义

大椎穴：祛散外感之邪，调和诸阳经之气机；

身柱穴、曲池穴、合谷穴、太冲穴：清热祛风除湿；

阴陵泉穴：清热利湿，健脾理气；

三阴交穴：补益调理肝、脾、肾三经，固本；

阿是穴：清泻局部风湿热邪，通调经络，行气活血。

注：倘若用灸法来治疗本病，采用直接灸的方式效果更好。

痰瘀痹阻型

主要症状有痹证日久，关节疼痛固定不移，入夜尤甚，关节呈梭形肿胀或呈鹤膝状，屈伸不利，关节周围筋肉僵硬，皮肤紫暗，压之痛甚，皮下可触及硬结，伴面色晦暗。治疗宜祛痰化瘀，泻血通络。

取穴方义

膈俞穴、血海穴：活血化瘀；

脾俞穴、丰隆穴：健脾化痰；

曲池穴：清热祛风除湿；

足三里穴、中脘穴：健运脾胃、促进食欲。

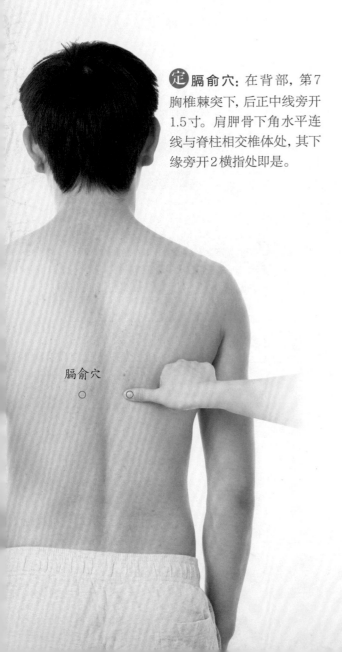

定 膈俞穴：在背部，第7胸椎棘突下，后正中线旁开1.5寸。肩胛骨下角水平连线与脊柱相交椎体处，其下缘旁开2横指处即是。

膈俞穴

定 脾俞穴：在下背部，第11胸椎棘突下，后正中线旁开1.5寸。肚脐水平线与脊柱相交椎体处，往上推3个椎体，其上缘旁开2横指处即是。

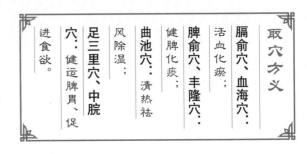

脾俞穴

定 丰隆穴：在小腿外侧，外踝尖上8寸，胫骨前肌的外缘。坐位屈膝，先找到足三里，向下量6横指凹陷处即是。

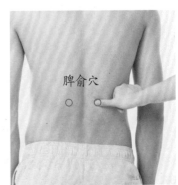

丰隆穴

定 血海穴：在股前部，髌底内侧端上2寸，股内侧肌隆起处。屈膝90°，手掌伏于膝盖上，拇指与其他四指成45°，拇指指尖处即是。

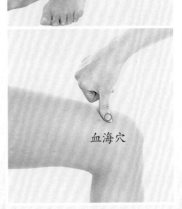

血海穴

艾灸疗法

主穴：膈俞穴、脾俞穴、丰隆穴、血海穴。**配穴**：曲池穴、足三里穴、中脘穴。

方法：❶ 直接灸：每个穴位直接灸5或7壮，每日1次，10日为1疗程，疗程间隔5日。❷ 艾条灸：每穴灸10~15分钟，每日或隔日1次，10日为1疗程。

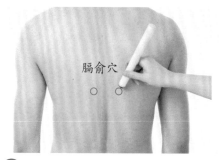

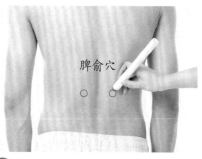

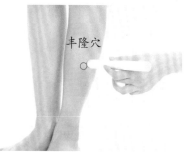

灸膈俞穴：艾条灸10~15分钟，每日或隔日1次，10日为1疗程。艾灸前刮痧此穴可增强疗效。

灸脾俞穴：艾条灸10~15分钟，每日或隔日1次，10日为1疗程。艾灸前刮痧此穴可增强疗效。

灸丰隆穴：艾条灸10~15分钟，每日或隔日1次，10日为1疗程。此穴为治痰要穴，艾灸前可用食指关节重按3分钟。

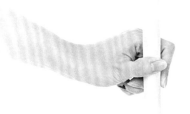

灸血海穴：艾条灸10~15分钟，每日或隔日1次，10日为1疗程。艾灸前用拇指点按此穴3分钟，力度不建议太大，以有酸胀感为宜，可增强疗效。

药物隔姜铺灸法

将生姜打成姜泥，加入川乌、草乌、生南星、生附子各15克，炮姜、赤芍各30克，肉桂、白芷各3克，细辛5克，上药共研细末，搅拌在姜泥中，直接做铺灸，在后背的督脉、膀胱经上施灸，每周3次，每次2小时。

足跟痛

足跟痛多发生于40~60岁的中老年肥胖者，多为老年肝肾不足或久病体虚，气血衰少、寒湿痹阻，久行久立造成足底部皮肤、皮下组织、跖腱膜负担过重。治疗以行气活血，祛寒止痛为主。

本病起病缓慢，多为一侧发病，可能有数月或数年的病史。典型症状为晨起后站立或久坐起身站立时足跟部疼痛剧烈，行走片刻后疼痛减轻，但行走或站立过久疼痛又加重。跟骨的跖面和侧面有压痛，局部无明显肿胀。若跟骨骨质增生较大时，可触及骨性隆起。

艾灸疗法

选穴：阿是穴[1]。

直接灸：用米粒大的小艾炷，灸7或9壮。轻者3~5次即可痊愈，重者5~7次即可治愈。一般3日治疗1次。

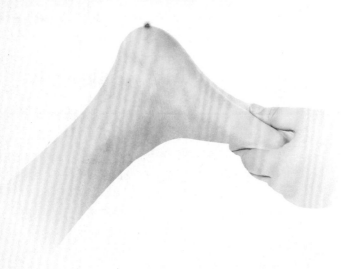

[1]阿是穴：又称天应穴、不定穴、压痛点等。因按压其处患者会发出"啊"字而得名。这类腧穴以痛处为取穴点，既无固定名称，也无固定部位。所以《黄帝内经》中称之为"以痛为腧"。需要注意的是并不是有压痛的地方都是阿是穴，当脏腑有病变时，某些腧穴上也会有压痛。

泡脚疗法

1.威灵仙、艾叶各30克，红花15克，一起用纱布包好，水煎，取汁。将药汁放在盆内，先熏蒸双脚，待水温降到能把脚放入为佳，每次30~40分钟，每天2次。

2.木瓜、防风各10克，鸡血藤、艾叶各15克，将以上药材用纱布包好浸泡，水煎，取汁放在盆内，先熏蒸双脚，待水温降到能把脚放入为佳，每次30~40分钟，每天2次。

按摩疗法

用牛角或砭石等刮痧工具，在足跟部用力点按，尤其是在足跟部的痛点，着重点、按、揉。

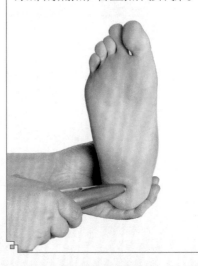

带状疱疹

带状疱疹是由水痘–带状疱疹病毒引起的，以沿单侧周围神经分布的簇集性小水疱为特征，常伴有明显的神经痛。夏秋季发病率较高。发病前阶段，常有低热、乏力等症状，将发疹部位有疼痛、烧灼感。最常见的是胸腹或腰部带状疱疹，约占整个病变的70%；其次为三叉神经带状疱疹，约占20%，疱疹常沿三叉神经的三支分布。

直接灸

用直接灸治疗带状疱疹十分有效，有的1次即愈，对疱疹后遗神经痛也有良好的治疗作用。一般灸后约10小时疼痛消失，疱疹渐消，第5天脱痂痊愈。灸时不拘前后部位顺序，不需内外用药，大人小孩均适用。如果疱疹面积较大，症状较重，可以做悬灸，一般灸至皮肤潮红即可。按常见症状可分为两种灸法：

1.疱疹似一条带，两段不分叉，艾灸时将米粒大小的艾炷分别置于成簇水疱的头末两段（以最前和最后疱疹点为准），一般取3~5个艾炷来"围住"疱疹，用线香将艾炷点燃，灸完为止。每个部位，只灸1个艾炷即可。

2.疱疹两端多叉开，可将艾粒置于头末两段疱疹分叉中间的附近，灸法同前。

棉花灸

棉花灸，用的是医用脱脂棉，不是艾绒。脱脂棉越薄越好，不要人为地将厚棉花压成薄片，薄棉片中切勿有洞眼和空隙，以免烧灸时影响疗效，严防操作时烧坏衣服，或烫伤皮肤。

先让患者充分暴露患病的部位，将薄棉片按病损区域大小，覆盖在患部疱疹上，待一切就绪，用火柴点燃棉片一端灸之，此时薄棉片一下子燃完，患者感觉有轻微烧灼痛。按上法，每日灸1次，2~3日可愈。

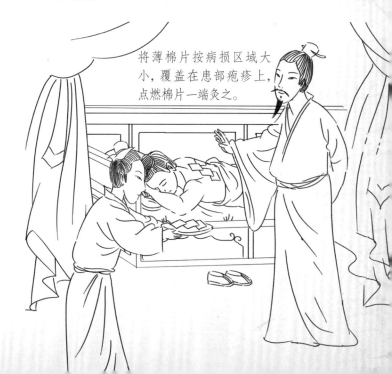

将薄棉片按病损区域大小，覆盖在患部疱疹上，点燃棉片一端灸之。

风寒感冒

风寒感冒主要症状有鼻塞声重、流清鼻涕、喉痒咳嗽、痰白清稀、恶寒发热、寒重热轻、无汗等，宜辛温解表，宣肺散寒。

艾灸疗法

主穴：肺俞穴、风门穴、大椎穴。**配穴**：列缺穴、风池穴、神阙穴。

方法：❶ 直接灸：每穴灸5壮，每日1次，3日为1疗程。❷ 艾条灸：每穴10~15分钟，每日1次，3日为1疗程。❸ 隔姜灸：每穴灸3壮，换穴同时更换新姜片。

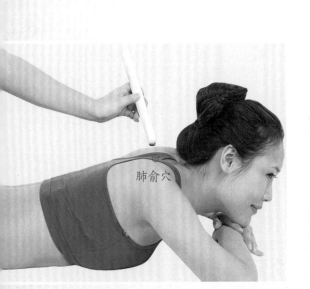

肺俞穴

灸肺俞穴：艾条灸10~15分钟，每日1次。两手拇指指腹用力下压此穴，以产生酸、麻、胀、重的感觉为宜；再用大鱼际紧贴此穴，稍用力来回摩擦，以局部有热感、皮肤微红为度。反复5~10分钟，每日或隔日1次，对肺系疾病有很好的改善作用。

定肺俞穴：在上背部，第3胸椎棘突下，后正中线旁开1.5寸。低头屈颈，颈背交界处椎骨高突向下推3个椎体，下缘旁开2横指处。

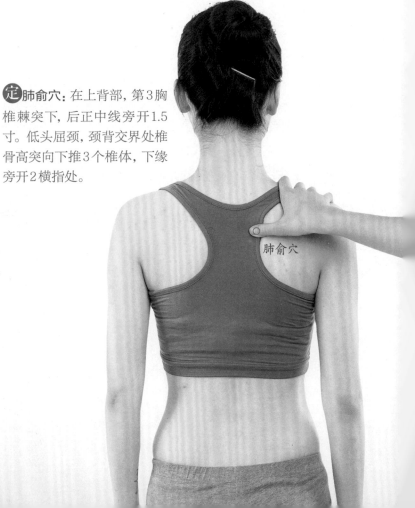

肺俞穴

专家提醒

艾灸可以作为治疗感冒的首选治疗方案。在施灸之前，患者需要喝些温开水；施灸期间，饮食要清淡；疗程中一定要多休息。艾灸过程中产生的烟，可以抑制病毒的活性，防止家人之间互相传染。在艾条悬灸或灸盒温灸之后，可对颈肩、大椎区域进行刮痧，效果更显著。

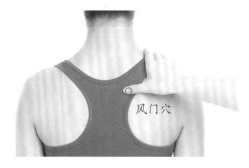

定风门穴：在上背部，第2胸椎棘突下，后正中线旁开1.5寸。低头屈颈，颈背交界处椎骨高突向下推2个椎体，其下缘旁开2横指处即是。

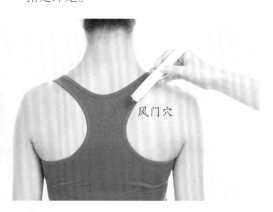

灸风门穴：艾条灸10~15分钟，每日1次。风门是指挡风的门户。常艾灸或按摩此穴，可以防治感冒，防治肺结核，预防中风。

灸盒灸法

用多孔灸盒，先灸大椎穴区域30分钟，后灸神阙穴区域30分钟，每日1次，感冒初期，1次即可痊愈。

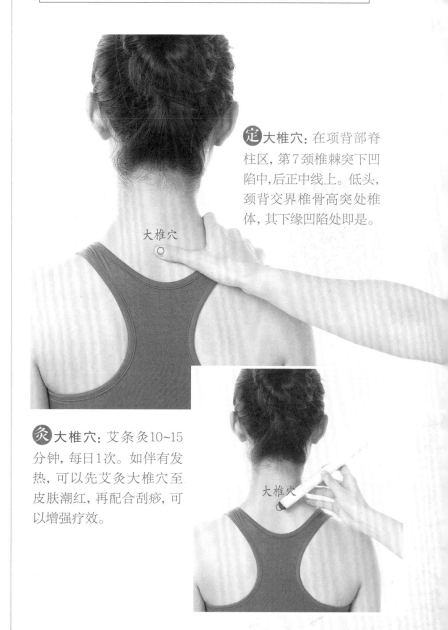

定大椎穴：在项背部脊柱区，第7颈椎棘突下凹陷中，后正中线上。低头，颈背交界椎骨高突处椎体，其下缘凹陷处即是。

灸大椎穴：艾条灸10~15分钟，每日1次。如伴有发热，可以先艾灸大椎穴至皮肤潮红，再配合刮痧，可以增强疗效。

过敏性鼻炎

过敏性鼻炎多因肺气亏虚、卫气不固、外感风寒之邪所致。主要表现为阵发性鼻内奇痒，或可有咽、眼部发痒，且有痉挛性喷嚏，鼻塞及大量清水涕，嗅觉失灵。治疗上以疏风宣肺，调和营卫为主。

取穴方义

肺俞穴、风门穴：疏风宣肺；
合谷穴：疏风解表；
足三里穴：除寒和胃；
上星穴：清脑利窍；
大椎穴：升阳益气。

艾灸疗法

主穴：肺俞穴、风门穴、合谷穴、足三里穴。**配穴**：上星穴、大椎穴。

方法：❶ 直接灸：上述穴位，每穴灸5或7壮，每日1次，10日为1疗程。❷ 艾条灸：每次选4~5穴，每穴灸10~15分钟，每日灸1或2次，10日为1疗程，疗程间隔3~5日。❸ 隔姜灸：生姜切片，艾炷如枣核大。每穴灸5或7壮，每日灸1次，10日为1疗程。

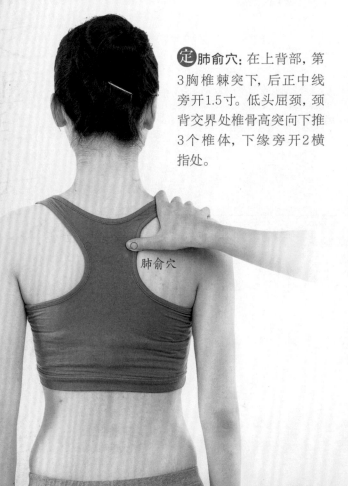

肺俞穴

定肺俞穴：在上背部，第3胸椎棘突下，后正中线旁开1.5寸。低头屈颈，颈背交界处椎骨高突向下推3个椎体，下缘旁开2横指处。

定风门穴：在上背部，第2胸椎棘突下，后正中线旁开1.5寸。低头屈颈，颈背交界处椎骨高突向下推2个椎体，其下缘旁开2横指处即是。

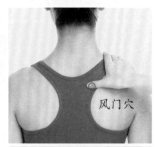

风门穴

定合谷穴：在手背，第1、第2掌骨之间，约平第2掌骨中点处。一手拇指、食指展开，另一手拇指指关节横纹放在其虎口缘上，屈指，拇指尖处即是。

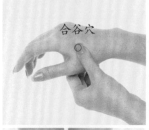

合谷穴

定足三里穴：在小腿前外侧。站位弯腰，同侧手虎口围住髌骨上外缘，余四指向下，中指指尖处即是。

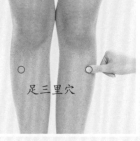

足三里穴

专家提醒

灸法治疗过敏性鼻炎，效果良好；治疗本病的同时，需要加强全身的抵抗能力，补充阳气。可以选用艾草、薄荷、苍耳子、辛夷花等制成的中药枕。发作时，可以点艾香，通鼻窍。从大椎以下到肩胛骨下角整个区域，可以先用多孔艾灸盒温灸，再结合刮痧，可以增强疗效。

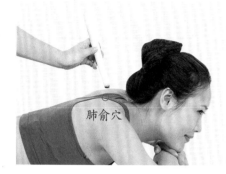

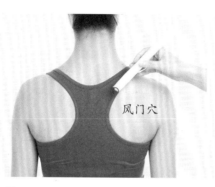

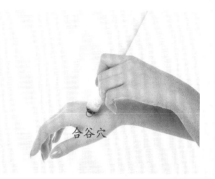

灸**肺俞穴**：艾条灸10~15分钟，每日灸1或2次,10日为1疗程，疗程间隔3~5日。灸前先对该区域刮痧，可以增强疗效。

灸**风门穴**：艾条灸10~15分钟，每日灸1或2次,10日为1疗程，肩胛骨区域也可用艾灸盒温灸，疗程间隔3~5日。

灸**合谷穴**：艾条灸10~15分钟，每日灸1或2次,10日为1疗程，疗程间隔3~5日。

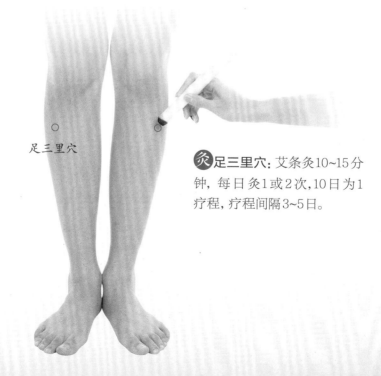

灸**足三里穴**：艾条灸10~15分钟，每日灸1或2次,10日为1疗程，疗程间隔3~5日。

湿疹

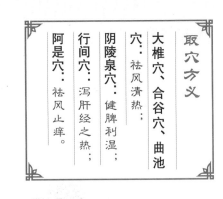

取穴方义

大椎穴、合谷穴、曲池
穴：祛风清热；

阴陵泉穴：健脾利湿；

行间穴：泻肝经之热；

阿是穴：祛风止痒。

湿疹又称湿毒疮。其发病部位不同，其名称也各异。湿疹多由风热邪蕴于肌肤，或久病血虚，肌肤失养所致。

湿热下注型

主要症状是起病急剧，皮疹呈多形性，红斑，丘疹、水疱、糜烂、渗液伴有便溏、尿黄。治疗宜清热利湿，祛风止痒。

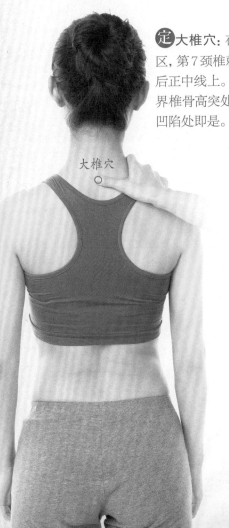

定 大椎穴：在项背部脊柱区，第7颈椎棘突下凹陷中，后正中线上。低头，颈背交界椎骨高突处椎体，其下缘凹陷处即是。

定 合谷穴：在手背，第1、第2掌骨之间，约平第2掌骨中点处。一手拇指、食指展开，另一手拇指指关节横纹放在其虎口缘上，屈指，拇指尖处即是。

定 曲池穴：在肘部，尺泽与肱骨外上髁连线的中点处。屈肘成直角，先找到肘横纹终点，再找到肱骨外上髁，两者连线中点处。

定 阴陵泉穴：在小腿内侧，胫骨内侧髁下缘与胫骨内侧缘之间的凹陷中。拇指沿小腿内侧骨内缘向上推，抵膝关节下，胫骨向内上弯曲凹陷处即是。

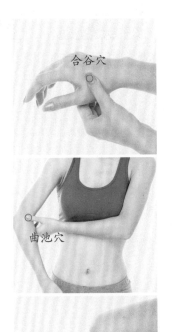

艾灸疗法

主穴：大椎穴、合谷穴、曲池穴、阴陵泉穴。**配穴**：行间穴、阿是穴。

方法：❶ 直接灸：选2或3个穴位，每穴灸5或7壮，每日1次，10日为1疗程。发作时，可以用小艾炷，在痒的地方施灸，灸3壮即可。❷ 艾条灸：每次选3~5穴，每穴灸10~15分钟，每日灸1次，10日为1疗程；有渗出的部位，可以把艾灰撒落在皮损处，能起到很好的吸收渗液及止痒的功效。❸ 隔蒜灸：可将大蒜捣碎成泥，艾炷做成枣核大小，每次选3~5穴，在穴位上敷上大蒜泥，每穴灸5或7壮，每日1次，10日为1疗程。如果灸后出现水疱，可以用消毒后的针，放出水液，防止感染即可。

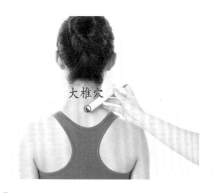

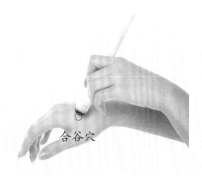

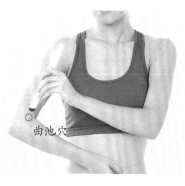

灸大椎穴：艾条灸10~15分钟，每日1次，10日为1疗程；有渗出的部位，可以把艾灰撒落在皮损处，能起到很好的吸收渗液及止痒的功效。

灸合谷穴：艾条灸10~15分钟，每日1次，10日为1疗程。

灸曲池穴：艾条灸10~15分钟，每日1次，10日为1疗程。此穴是上半身的止痒穴，是治疗湿疹的常用穴，也是治疗皮肤病的常用穴。

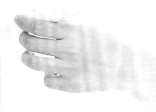

灸阴陵泉穴：艾条灸10~15分钟，每日1次，10日为1疗程。艾灸前可配合按摩增强疗效，用拇指指腹垂直按揉此穴，以有酸胀痛的感觉为宜，每次1~3分钟。

血虚风燥型

皮损多局限性，边界清楚，皮疹表面的皮肤肥厚粗糙，呈苔藓样变，色素沉着，皮纹加深、脱屑，便秘，多见于慢性湿疹。治疗宜养血凉燥，祛风止痒。

取穴方义

血海穴、三阴交穴：养血凉燥；

合谷穴、足三里穴：行气活血、调和营卫；

少府穴：清血分之郁热。

艾灸疗法

主穴：血海穴、三阴交穴、合谷穴。**配穴**：足三里穴、少府穴。

方法：❶ 直接灸：选2~3个穴位，每穴灸5或7壮，每日1次，10日为1疗程。发作时，可以用小艾炷，在痒的地方施灸，灸3壮即可。❷ 艾条灸：每次选3~5穴，每穴灸10~15分钟，每日灸1次，10日为1疗程；有渗出的部位，可以把艾灰撒落在皮损处，能起到很好的吸收渗液及止痒的功效。❸ 隔蒜灸：可将大蒜捣碎成泥，艾炷做成枣核大小，每次选3~5穴，在穴位上敷上大蒜泥，每穴灸5或7壮，每日1次，10日为1疗程。如果灸后出现水疱，可以用消毒后的针，放出水液，防止感染即可。

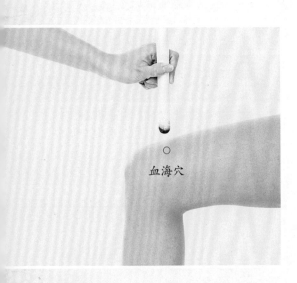

灸血海穴：艾条灸10~15分钟，每日灸1次，10日为1疗程。艾灸前可配合按摩，用拇指垂直按压穴位，每次3~5分钟。

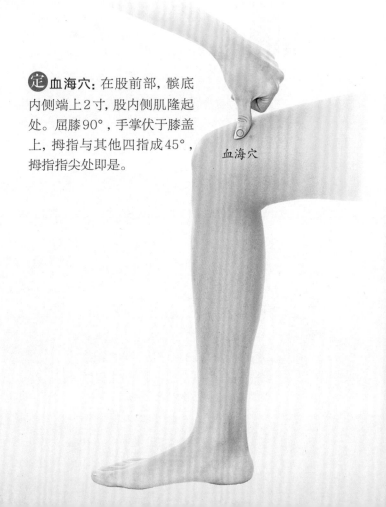

定血海穴：在股前部，髌底内侧端上2寸，股内侧肌隆起处。屈膝90°，手掌伏于膝盖上，拇指与其他四指成45°，拇指指尖处即是。

灸法治疗湿疹具有活血通络、祛风止痒的作用；湿疹皮损处切忌搔抓，以防感染。施灸期间，建议禁食荤食，多食蔬菜、粗粮等清淡食物。

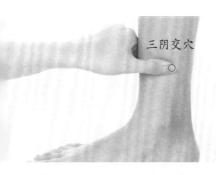

三阴交穴

定三阴交穴：在小腿内侧，内踝尖上3寸，胫骨内侧缘后际。手四指并拢，小指下缘靠内踝尖上，食指上缘所在水平线与胫骨后缘交点处即是。

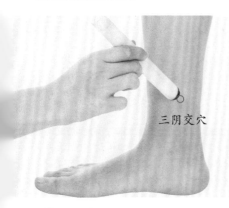

三阴交穴

灸三阴交穴：艾条灸10~15分钟，每日灸1次，10日为1疗程。

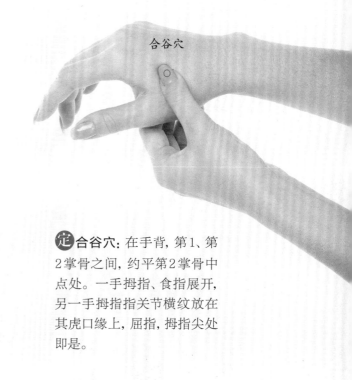

合谷穴

定合谷穴：在手背，第1、第2掌骨之间，约平第2掌骨中点处。一手拇指、食指展开，另一手拇指指关节横纹放在其虎口缘上，屈指，拇指尖处即是。

灸合谷穴：艾条灸10~15分钟，每日灸1次，10日为1疗程。

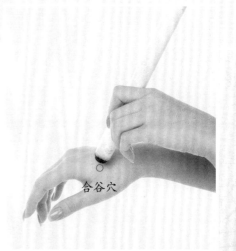

合谷穴

支气管哮喘

支气管哮喘就像是埋在人体内的一枚定时炸弹，一旦急性发作，会出现许多危急情况，不仅给患者的身心带来危害，也给患者的生活带来很大的困扰。从中医上来说，支气管哮喘与脾、肺、肾的阳气不足有一定关系，寒邪内滞，则损及气管。所以一定要补阳气，除寒气。

专家提醒

哮喘患者饮食宜清淡，辛辣刺激及虾、蟹、海鱼等易导致过敏的食物应尽量忌口。同时要坚持锻炼，增强体质，防止受凉，预防感冒。还要尽量避免情志刺激与波动，不要过度劳累。

寒哮

主要症状有呼吸急促，喉中有痰鸣如水鸡（青蛙）声，咳痰清稀或黏白，量不多，胸闷如窒，不能平卧，口不渴，发热恶寒，无汗，头身疼痛，鼻咽发痒。治疗宜温肺散寒，豁痰降气平喘。平时可以穿艾草做成的背心或护肩甲；艾草茶有很好的平喘功效，可常喝。

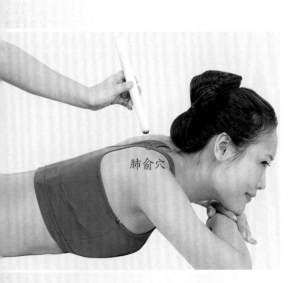

灸肺俞穴：艾条灸10~15分钟，每日或隔日1次。

定肺俞穴：在上背部，第3胸椎棘突下，后正中线旁开1.5寸。低头屈颈，颈背交界处椎骨高突向下推3个椎体，下缘旁开2横指处。

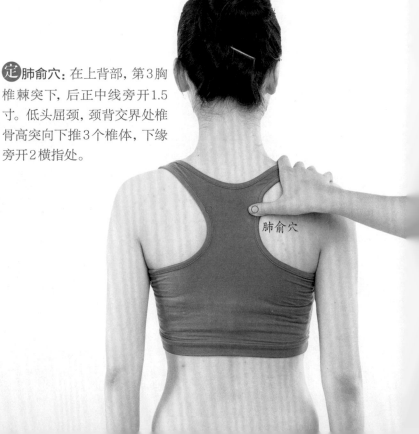

艾灸疗法

主穴：肺俞穴、风门穴、天突穴。**配穴**：膻中穴、列缺穴、丰隆穴。

方法：❶ 直接灸：每穴灸5或7壮，每日1次，10日为1疗程。疗程间隔5日。❷ 隔姜灸：每次选3或4穴，每穴灸5或7壮，每日或隔日灸1次，也可1日2次，5~7日为1疗程。❸ 艾条灸：每次选3或4穴，每穴灸10~15分钟，每日或隔日1次。

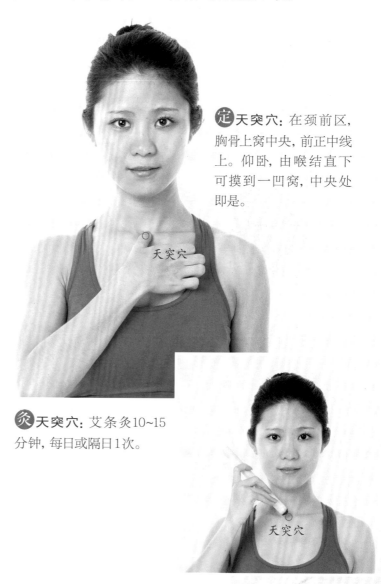

定 天突穴：在颈前区，胸骨上窝中央，前正中线上。仰卧，由喉结直下可摸到一凹窝，中央处即是。

灸 天突穴：艾条灸10~15分钟，每日或隔日1次。

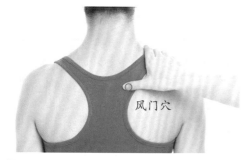

定 风门穴：在上背部，第2胸椎棘突下，后正中线旁开1.5寸。低头屈颈，颈背交界处椎骨高突向下推2个椎体，其下缘旁开2横指处即是。

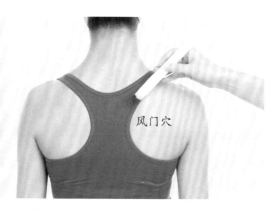

灸 风门穴：艾条灸10~15分钟，每日或隔日1次。

热哮

　　主要症状有气喘息促,喉中有哮鸣声,呛咳面赤,痰黄稠、难咳出,口渴喜饮,胸间烦躁,大便干燥,发热,有汗不畅,头痛。宜清肺化痰,降逆平喘。

艾灸疗法

　　主穴:大椎穴、合谷穴、膻中穴。**配穴**:尺泽穴、丰隆穴、涌泉穴。

　　方法:❶ 直接灸:每穴灸5或7壮,每日1次,10日为1疗程。疗程间隔5天。❷ 隔姜灸:每次选3或4穴,每穴灸5或7壮,每日或隔日灸1次,也可1日2次,5~7日为1疗程。❸ 艾条灸:每次选3或4穴,每穴灸10~15分钟,每日或隔日1次。

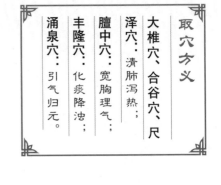

取穴方义

大椎穴、合谷穴、尺泽穴:清肺泻热;膻中穴:宽胸理气;丰隆穴:化痰降浊;涌泉穴:引气归元。

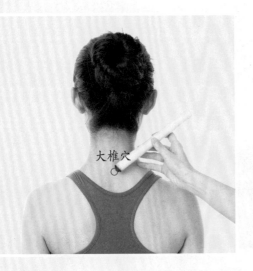

灸**大椎穴**:艾条灸10~15分钟,每日或隔日1次。

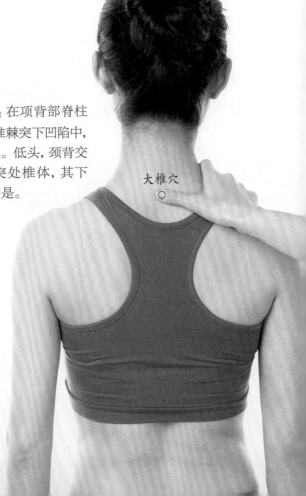

定**大椎穴**:在项背部脊柱区,第7颈椎棘突下凹陷中,后正中线上。低头,颈背交界椎骨高突处椎体,其下缘凹陷处即是。

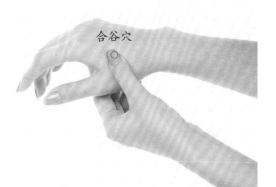

先刮痧再艾灸

　　治疗时可以把艾灸、刮痧组合使用，先艾灸后背肺腧穴区域，前胸膻中区域。艾灸之后，再行刮痧，效果更好。

定合谷穴：在手背，第1、第2掌骨之间，约平第2掌骨中点处。一手拇指、食指展开，另一手拇指指关节横纹放在其虎口缘上，屈指，拇指尖处即是。

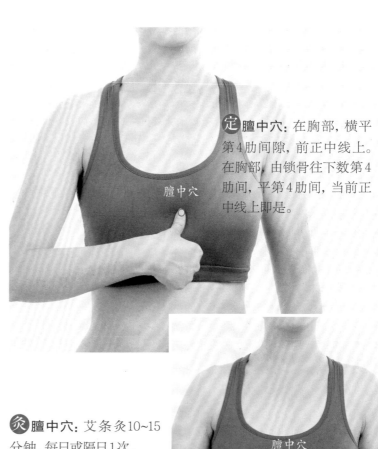

定膻中穴：在胸部，横平第4肋间隙，前正中线上。在胸部，由锁骨往下数第4肋间，平第4肋间，当前正中线上即是。

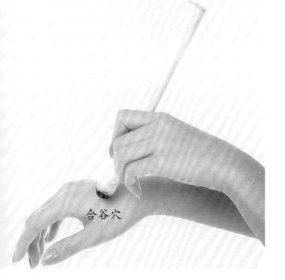

灸合谷穴：艾条灸10~15分钟，每日或隔日1次。

灸膻中穴：艾条灸10~15分钟，每日或隔日1次。

落枕

　　落枕，俗称"失颈"，诱发的因素有很多。颈部关节、韧带、肌肉不注意保暖，受到了寒冷的刺激，导致经络不通，气滞血瘀；或者睡卧时体位不当，或枕头使用不当，导致颈部一侧肌肉韧带受到过度牵拉。

气血瘀滞型

　　主要症状有颈部强直酸痛不适，俯仰转侧不能自如，并向一侧歪斜，甚至疼痛牵引患侧肩背及上肢等。治疗宜行气活血，舒筋通络。

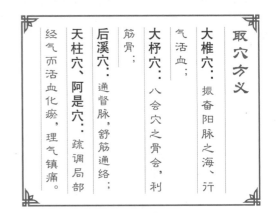

取穴方义

大椎穴：振奋阳脉之海、行气活血；

大杼穴：八会穴之骨会，利筋骨；

后溪穴：通督脉，舒筋通络；

天柱穴、阿是穴：疏调局部经气而活血化瘀，理气镇痛。

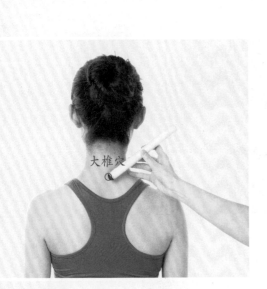

大椎穴

大椎穴：艾条灸10~15分钟，每日1次。

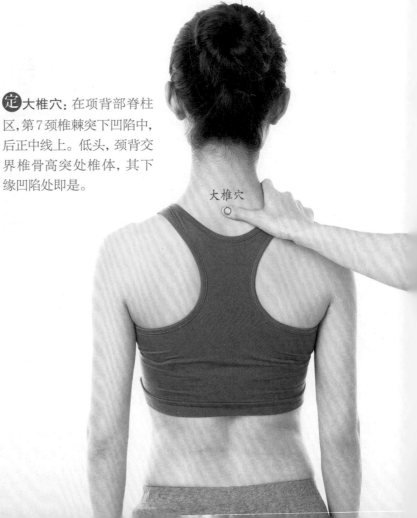

大椎穴

定大椎穴：在项背部脊柱区，第7颈椎棘突下凹陷中，后正中线上。低头，颈背交界椎骨高突处椎体，其下缘凹陷处即是。

艾灸疗法

主穴：大椎穴、天柱穴、大杼穴。**配穴**：后溪穴、阿是穴。

方法：❶ 艾条灸：每穴10~15分钟，每日1次，3日为1疗程。❷ 直接灸：每穴灸5或7壮，每日1次，3次即可痊愈。

灸盒温灸

选多孔灸盒，放置在颈椎部，每次灸30分钟，每日1次，3日为1疗程。

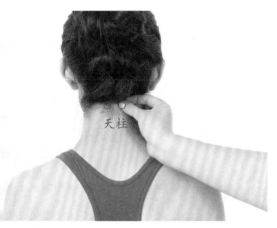

定 天柱穴：在颈后部，横平第2颈椎棘突上际，斜方肌外缘凹陷中。后发际正中旁开2横指处即是。

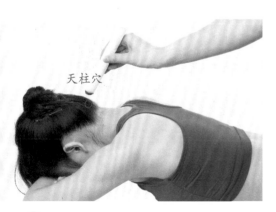

灸 天柱穴：艾条灸10~15分钟，每日1次。

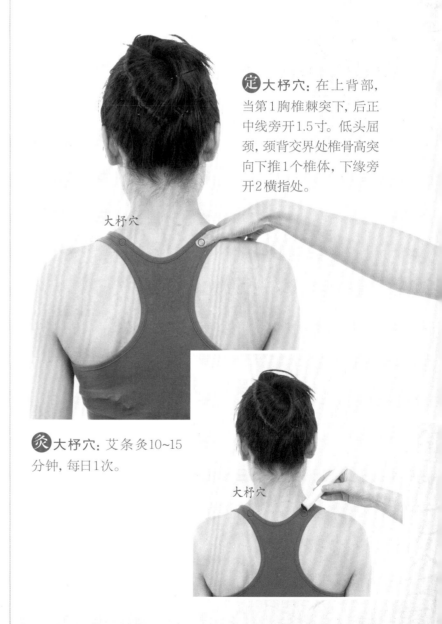

定 大杼穴：在上背部，当第1胸椎棘突下，后正中线旁开1.5寸。低头屈颈，颈背交界处椎骨高突向下推1个椎体，下缘旁开2横指处。

灸 大杼穴：艾条灸10~15分钟，每日1次。

寒凝气滞型

主要症状有颈部拘急酸痛，俯仰转侧活动受限，且向一侧倾斜，其痛向患者背部及肩、肘、手指部发散，局部发冷，得温则缓等。宜温经散寒。

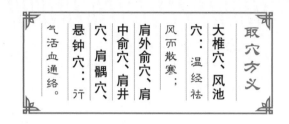

取穴方义

大椎穴、风池穴：温经祛风而散寒；

肩外俞穴、肩中俞穴、肩井穴、肩髃穴、悬钟穴：行气活血通络。

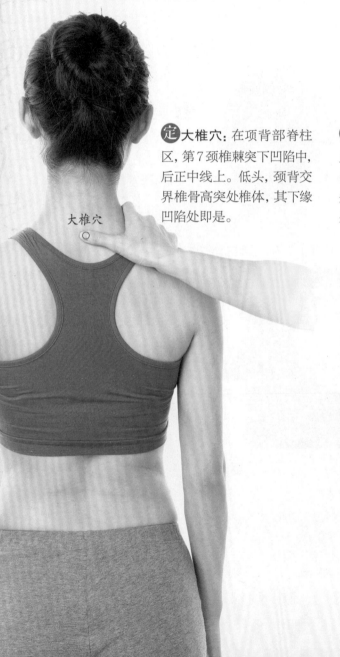

定 **大椎穴**：在项背部脊柱区，第7颈椎棘突下凹陷中，后正中线上。低头，颈背交界椎骨高突处椎体，其下缘凹陷处即是。

大椎穴

定 **风池穴**：在项后，枕骨之下，胸锁乳突肌上端与斜方肌上端之间的凹陷中。正坐，后头骨下两条大筋外缘陷窝中，与耳垂齐平处即是。

定 **肩外俞穴**：在脊柱区，第1胸椎棘突下，后正中线旁开3寸。在背部，先找到第1胸椎棘突，在其下方旁开4横指处即是。

定 **肩中俞穴**：在脊柱区，第7颈椎棘突下，后正中线旁开2寸。低头，后颈部最突起椎体旁开3横指处即是。

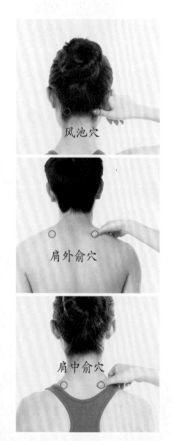

风池穴

肩外俞穴

肩中俞穴

艾灸疗法

主穴：大椎穴、风池穴、肩外俞穴、肩中俞穴。**配穴**：肩井穴、肩髃穴、悬钟穴。

方法：❶ 艾条灸：每穴10~15分钟，每日1次，3日为1疗程。❷ 直接灸：每穴灸5或7壮，每日1次，3次即可痊愈。

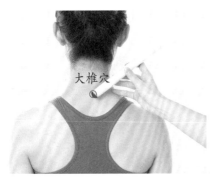

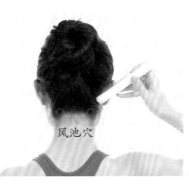

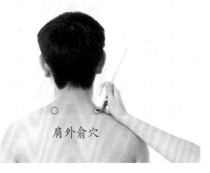

灸**大椎穴**：艾条灸10~15分钟，每日1次。

灸**风池穴**：艾条灸10~15分钟，每日1次。艾灸前用拇指和食指拿捏左右风池穴1~2分钟，可以增强疗效。

灸**肩外俞穴**：艾条灸10~15分钟，每日1次。电脑族和经常开车的人，经常拍打肩胛区域，有利于疏通经络，让上半身的神经肌肉得到放松。

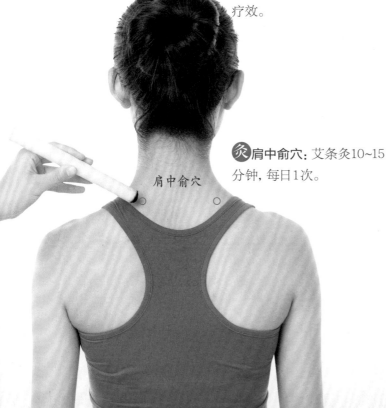

灸**肩中俞穴**：艾条灸10~15分钟，每日1次。

🍐**专家提醒**

　　反复多次的落枕，往往是颈椎病的早期提示，需要重视。平时要加强体育锻炼，纠正不良坐姿。可以在艾灸之后，配合刮痧、推拿，效果会更佳。

便秘

一般来说,饮食入胃,经过胃之腐熟,脾之运化,其精华被吸收之后,糟粕由大肠传送而出,成为大便,整个过程大约需24小时。如果排便间隔超过48小时而且排出困难,即可视为便秘。便秘的病变部位虽然看似在肠,但它的发生与脾、胃、肾三脏,以及气血津液的代谢是否正常密切相关。

专家提醒

灸治期间,宜多食果蔬粗粮,忌食辛辣刺激食物;平时应加强锻炼,以促进胃肠蠕动;日常需要养成定时规律的大便习惯,大便时不建议看书报、玩手机等。可以结合刮痧,在所选择的腧穴,顺经脉刮痧,再做艾灸,可以加强疗效。在施灸期间还可以同时使用丁香散敷脐(见第97页)。

气滞便秘型

主要症状有大便秘结、欲便不得,甚则腹中胀痛,胁腹痞满,嗳气频作,纳食减少。治疗宜顺气导滞。

艾灸疗法

主穴:气海穴、膻中穴、天枢穴。**配穴**:太冲穴、次髎穴、支沟穴。

方法:❶ 艾条灸:每穴灸10~15分钟,每日1次,10日为1疗程。❷ 直接灸:每穴灸5或7壮,每日1次,10日为1疗程。

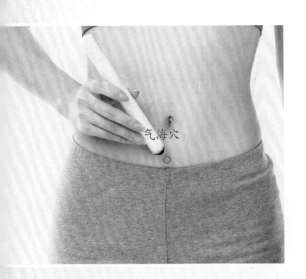

灸气海穴:艾条灸10~15分钟,每日1次。

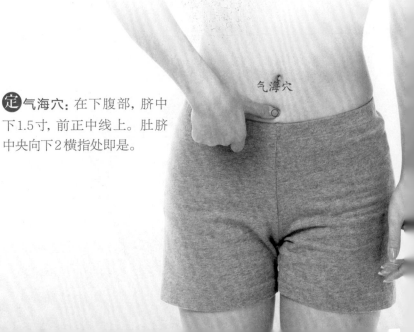

定气海穴:在下腹部,脐中下1.5寸,前正中线上。肚脐中央向下2横指处即是。

取穴方义

气海穴、天枢穴…理大肠、通腑气，祛秽导滞；

膻中穴、太冲穴…疏肝解郁；

次髎穴、支沟穴…调气机、逐积通便。

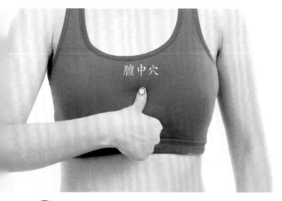

定膻中穴：在胸部，横平第4肋间隙，前正中线上。在胸部，由锁骨往下数第4肋间，平第4肋间，当前正中线上即是。

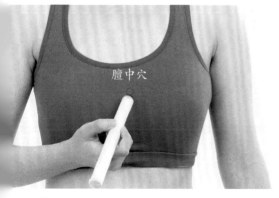

灸膻中穴：艾条灸10~15分钟，每日1次。

灸盒温灸

腹部温灸30分钟，每日1次，10日为1疗程。

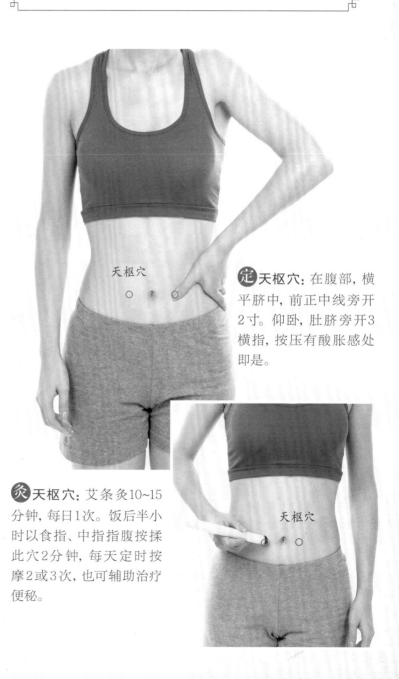

定天枢穴：在腹部，横平脐中，前正中线旁开2寸。仰卧，肚脐旁开3横指，按压有酸胀感处即是。

灸天枢穴：艾条灸10~15分钟，每日1次。饭后半小时以食指、中指指腹按揉此穴2分钟，每天定时按摩2或3次，也可辅助治疗便秘。

阳虚便秘型

　　主要症状有大便艰涩、排出困难,腹中冷痛,四肢清冷、小便清长、夜间尿频。治疗宜温通开结。

专家提醒

　　年老体弱者加灸命门穴,可壮肾阳、补命火;阴寒内结、腹中冷痛、排便艰难者,加神阙穴、天枢穴,以温中散寒、通腑导滞。

艾灸疗法

　　主穴:肾俞穴、关元穴、气海穴。**配穴**:大横穴、三阴交穴。
　　方法:❶ 艾条灸:每穴灸10~15分钟,每日1次,10日为1疗程。❷ 接灸:每穴灸5或7壮,每日1次,10日为1疗程。

取穴方义

肾俞穴、关元穴:温补肾阳以散寒凝;

三阴交穴:温通三阴经之阳气,使结开便行;

气海穴、大横穴:调畅肠道气而行气导滞。

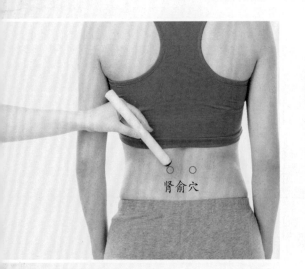

灸 肾俞穴:艾条灸10~15分钟,每日1次。

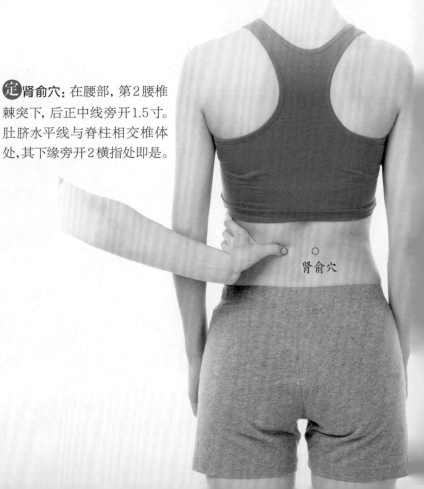

定 肾俞穴:在腰部,第2腰椎棘突下,后正中线旁开1.5寸。肚脐水平线与脊柱相交椎体处,其下缘旁开2横指处即是。

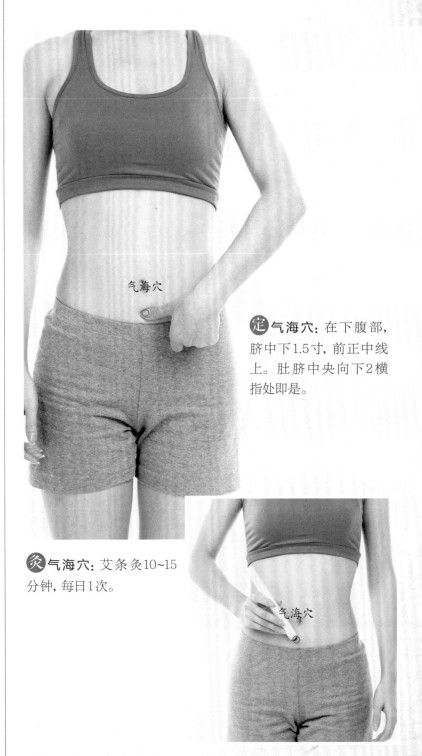

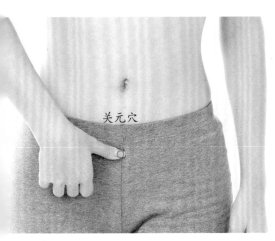

定 关元穴：在下腹部，脐中下3寸，在下腹部，前正中线上，肚脐中央向下4横指处即是。

定 气海穴：在下腹部，脐中下1.5寸，前正中线上。肚脐中央向下2横指处即是。

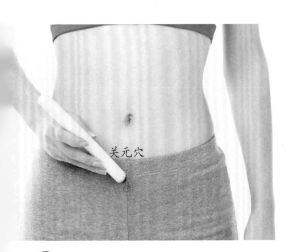

灸 关元穴：艾条灸10~15分钟，每日1次。

灸 气海穴：艾条灸10~15分钟，每日1次。

失眠

失眠通常是因思虑忧郁、心脾血虚、劳倦过度所致。分为心脾两虚型和痰热内扰型。前者主要症状有失眠梦多易醒，心悸健忘，神疲肢倦，胃纳不振，面色少华，气血两亏，心神失养。宜培益心脾，补养气血。后者主要症状有睡眠不实，心烦，头晕目眩，痰多，胸脘痞闷。宜化痰清热，宁心安神。

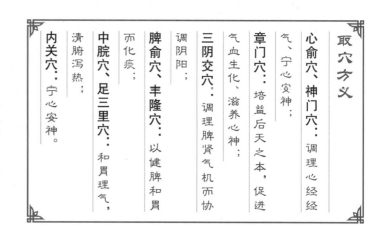

取穴方义

心俞穴、神门穴：调理心经经气、宁心安神；

章门穴：培益后天之本，促进气血生化、滋养心神；

三阴交穴：调理脾肾气机而协调阴阳；

脾俞穴、丰隆穴：以健脾和胃而化痰；

中脘穴、足三里穴：和胃理气，清腑泻热；

内关穴：宁心安神。

专家提醒

在治疗失眠过程中，要坚持完成艾灸疗程，同时还要消除影响睡眠的因素（卧具、卧床、卧姿等）。还可以在睡觉之前用艾叶煮水泡脚，有助睡眠。

艾灸疗法

主穴：心俞穴、神门穴、脾俞穴。**配穴**：章门穴、三阴交穴（心脾两虚型）；中脘穴、内关穴、足三里穴、丰隆穴（痰热内扰型）。

方法：❶ 直接灸：每穴灸5或7壮，每日1次，10日为1疗程。❷ 艾条灸：每穴灸10~15分钟，每日1次，10日为1疗程。

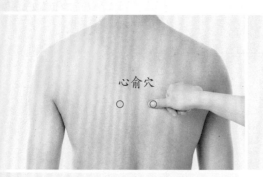

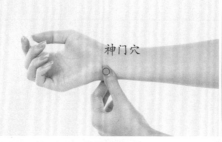

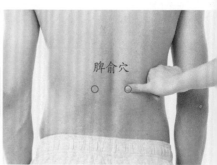

定心俞穴：在上背部，第5胸椎棘突下，后正中线旁开1.5寸。肩胛骨下角水平连线与脊柱相交椎体处，往上推2个椎体，其下缘旁开2横指处即是。

定神门穴：在腕前区，腕掌侧远端横纹尺侧端，尺侧腕屈肌腱的桡侧缘。在手腕横纹上，手掌根部末端（小指侧）的凹陷处。

定脾俞穴：在下背部，第11胸椎棘突下，后正中线旁开1.5寸。肚脐水平线与脊柱相交椎体处，往上推3个椎体，其上缘旁开2横指处即是。

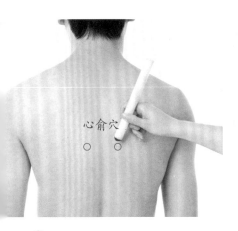

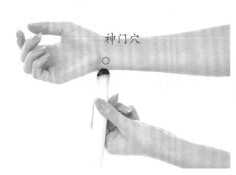

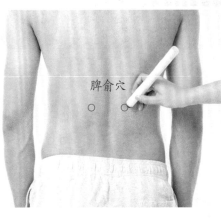

灸 **心俞穴**：艾条灸10~15分钟，每日1次，10日为1疗程。

灸 **神门穴**：艾条灸10~15分钟，每日1次，10日为1疗程。此穴安定心神的作用非常强，睡前点按易入睡。拇指点按神门穴各50次，以不再酸痛为宜，左右手交替。

灸 **脾俞穴**：艾条灸10~15分钟，每日1次，10日为1疗程。

　　失眠的原因很多，针对的治疗方法也不同，"胃不和则卧不安"，治之在胃，则取胃经之井穴厉兑穴以小艾炷灸之，一般灸5或7壮，或艾条灸10~15分钟，每日临睡前灸1次，数次便愈。

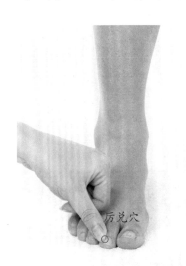

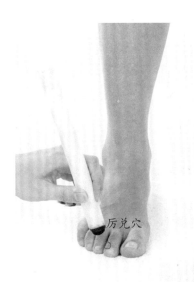

药物敷脐疗法

　　将珍珠粉、丹参粉、硫黄粉、冰片等量混匀，取适量药，放入脐窝（神阙穴），使与脐平，胶布固定即可，每天更换1次。

急性胃肠炎

急性胃肠炎是胃肠黏膜的急性炎症，临床表现主要为恶心、呕吐、腹痛、腹泻、发热等症状。急性胃肠炎常在夏秋季节发生。主要是饮食不当、暴饮暴食所致；或因食用生冷或不干净的食物，而致损伤脾胃；又或因脾受湿困，气机不畅，肠胃的运化和传导功能失常所致。

专家提醒

治疗本病需了解病因，及时补充丢失的水液，配合灸治，效果才能稳定；注意饮食卫生，宜吃清素食物，忌食生冷、辛辣和油腻的食物。

寒湿泄泻型

表现为腹痛肠鸣，大便清稀，水谷相杂，甚如水样，肢体困重，或伴恶寒发热。治疗宜解表散寒，运脾利湿。

艾灸疗法

主穴：大椎穴、大肠俞穴、天枢穴。**配穴：**足三里穴、合谷穴、气海穴、阴陵泉穴。

方法：❶ 艾条灸：每穴灸10~15分钟，每日2次，3日为1疗程，多可痊愈。

❷ 隔盐灸：将食用细盐放入肚脐，使之平脐，用黄豆大的小艾炷灸5或7壮。每日1次，3日为1疗程。

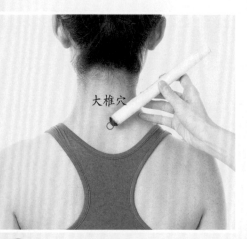

大椎穴

定 大椎穴：在项背部脊柱区，第7颈椎棘突下凹陷中，后正中线上。低头，颈背交界椎骨高突处椎体，其下缘凹陷处即是。

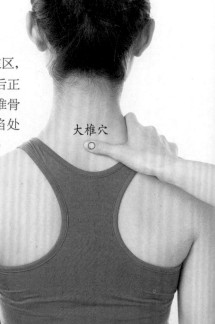

大椎穴

灸 大椎穴：艾条灸10~15分钟，每日2次。

取穴方义

大椎穴、合谷穴：通阳达表、发散寒邪；

大肠俞穴、天枢穴：调整大肠功能；

足三里穴、气海穴：调理气机而止腹痛；

阴陵泉穴：健运脾胃利水湿。

丁香散敷脐

取丁香、肉桂各等份，研为细末，密贮备用，发病时，取药末适量纳入脐窝（神阙穴），将脐填平，用胶布固定，四周勿使漏气。每日更换1次，3~5日为1疗程，可以在施灸期间同时使用。

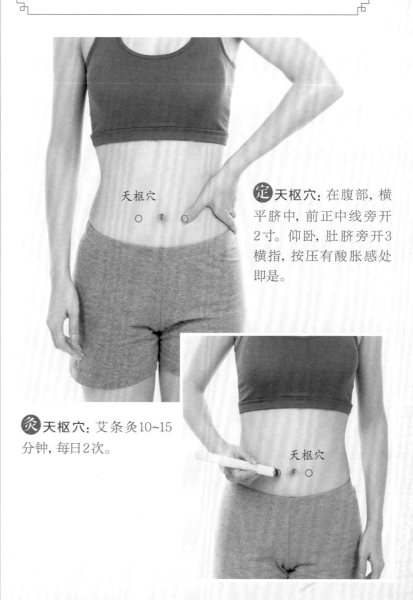

定 天枢穴：在腹部，横平脐中，前正中线旁开2寸。仰卧，肚脐旁开3横指，按压有酸胀感处即是。

灸 天枢穴：艾条灸10~15分钟，每日2次。

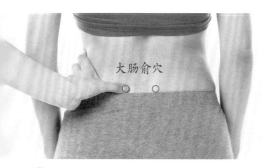

定 大肠俞穴：在腰部，第4腰椎棘突下，后正中线旁开1.5寸。两侧髂嵴连线与脊柱交点，旁开2横指处即是。

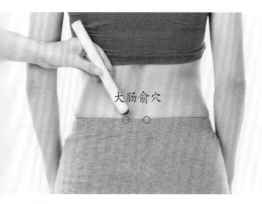

灸 大肠俞穴：艾条灸10~15分钟，每日2次。

伤食泄泻型

腹痛拒按，肠鸣漉漉，泻下粪便，量多稠黏，臭如败卵，泻后痛减，脘腹痞满，嗳腐酸臭，不思饮食。治疗宜消食导滞，调理脾胃。

艾灸疗法

主穴：脾俞穴、中脘穴、天枢穴。**配穴**：足三里穴、公孙穴。

方法：❶艾条灸：每穴灸10~15分钟，每日2次，3日为1疗程。❷隔盐灸：将食用细盐放入肚脐，使之平脐，用黄豆大的小艾炷灸5或7壮。每日1次，3日为1疗程。

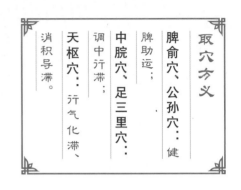

取穴方义

脾俞穴、公孙穴：健脾助运；

中脘穴、足三里穴：调中行滞；

天枢穴：行气化滞、消积导滞。

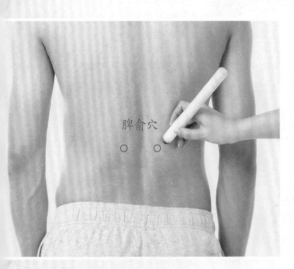

灸脾俞穴：艾条灸10~15分钟，每日2次，3日为1疗程。

定脾俞穴：在下背部，第11胸椎棘突下，后正中线旁开1.5寸。肚脐水平线与脊柱相交椎体处，往上推3个椎体，其上缘旁开2横指处即是。

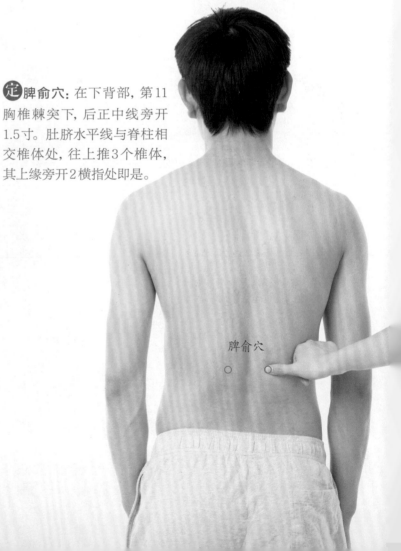

灸盒温灸

用多孔灸盒，先灸大肠腧附近区域30分钟，再灸神阙附近30分钟，每日1次，3日为1疗程。

十字灸

如果患有慢性肠炎、过敏性肠炎等，可以采用"十字灸"（即水分、神阙、气海、天枢），用艾灸温和灸30分钟，或局部用隔姜灸每穴10分钟，每日1次，效果颇佳。

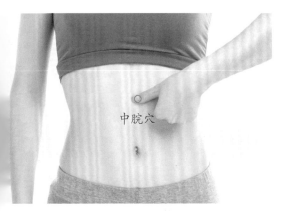

定 **中脘穴**：在上腹部，脐中上4寸，前正中线上。在上腹部，肚脐与胸剑联合连线的中点处。

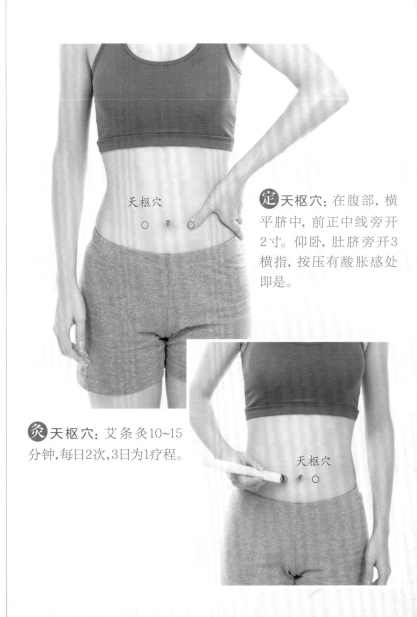

定 **天枢穴**：在腹部，横平脐中，前正中线旁开2寸。仰卧，肚脐旁开3横指，按压有酸胀感处即是。

灸 **天枢穴**：艾条灸10~15分钟，每日2次，3日为1疗程。

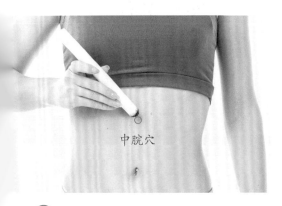

灸 **中脘穴**：艾条灸10~15分钟，每日2次，3日为1疗程。

增生性脊椎炎

增生性脊椎炎多由风寒湿三气侵袭督脉，督脉受损，气血瘀滞所致。治疗以祛风散寒、化湿通络、行气活血为主。

增生性脊椎炎起病缓慢，初期表现为关节酸痛和活动不灵活，早晨起床后或久坐起来时最为明显，片刻活动后症状便可减轻或消失，活动过量又觉症状加重。局部外观无肿胀，有轻度压痛，肌肉无萎缩，无痉挛，除局部疼痛和活动受限外，常伴有放射性疼痛。

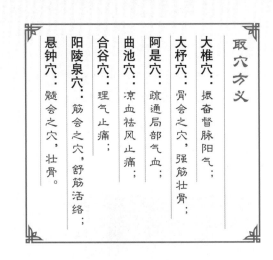

取穴方义

大椎穴：振奋督脉阳气；

大杼穴：骨会之穴，强筋壮骨；

阿是穴：疏通局部气血；

曲池穴：凉血祛风止痛；

合谷穴：理气止痛；

阳陵泉穴：筋会之穴，舒筋活络；

悬钟穴：髓会之穴，壮骨。

艾灸疗法

主穴：大椎穴、大杼穴、阿是穴。**配穴**：曲池穴、合谷穴、阳陵泉穴、悬钟穴。

方法：❶ 艾条灸：每穴10~15分钟，每日灸1或2次，10日为1疗程，疗程间隔5日。❷ 隔姜灸：先灸后背腰骶部1小时，后灸腹部30分钟，隔日1次，10日为1疗程，疗程间隔7日。❸ 直接灸：每穴7壮，每日1次，10日为1疗程，疗程间隔7日。

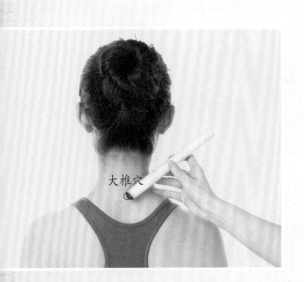

大椎穴

灸 大椎穴：艾条灸10~15分钟，每日灸1或2次。

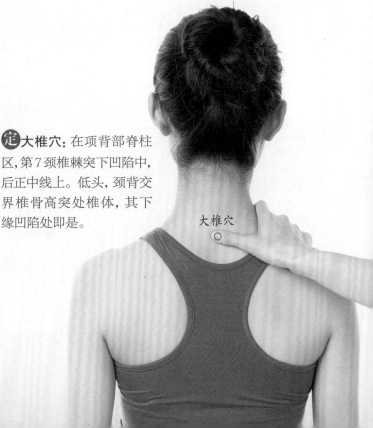

定 大椎穴：在项背部脊柱区，第7颈椎棘突下凹陷中，后正中线上。低头，颈背交界椎骨高突处椎体，其下缘凹陷处即是。

大椎穴

专家提醒

　　睡觉时可以铺艾草垫，以助排出腰部的寒湿。应选择睡硬板床，必要时抬高下肢，膝关节下面垫一个枕头，可以让腰椎保持自然放松状态。还要加强腰部功能锻炼，但不推荐牵引治疗。在治疗方面，可以结合刮痧来调理，沿着督脉、两侧膀胱经，一直到腰骶部，先刮痧，后艾灸，可以提高治愈率。

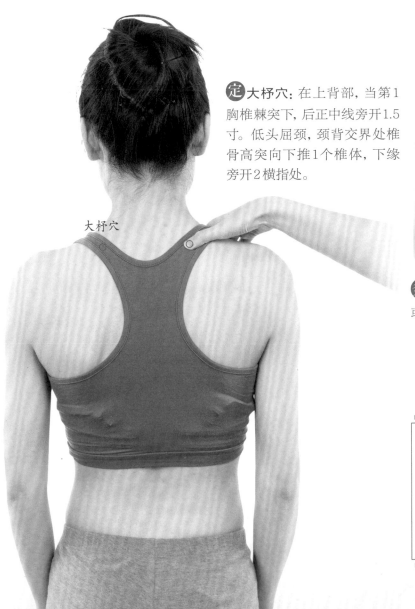

大杼穴

定 大杼穴：在上背部，当第1胸椎棘突下，后正中线旁开1.5寸。低头屈颈，颈背交界处椎骨高突向下推1个椎体，下缘旁开2横指处。

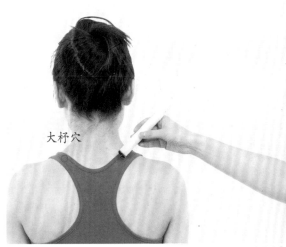

大杼穴

灸 大杼穴：艾条灸10~15分钟，每日灸1或2次。

灸盒温灸

　　选用多孔灸盒，先灸后背腰骶部30分钟，后灸腹部20分钟，每次合计50分钟，每日1次，10日为1疗程，疗程间隔5日。

膝关节滑膜炎

膝关节滑膜炎是常见的膝关节病变，中老年人或体态较胖者多见，多因风寒湿侵袭而致。治疗以活血通络为主。

主要表现为膝关节肿胀、疼痛、灼热，有波动感，屈伸不利。久坐后，起立行走较困难，表现出小腿麻木，感觉障碍，下楼行走症状加重。严重者股四头肌萎缩。

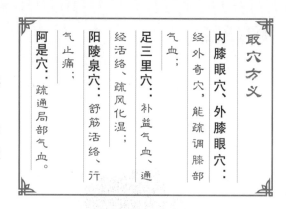

取穴方义

内膝眼穴、外膝眼穴：经外奇穴，能疏调膝部气血；

足三里穴：补益气血、通经活络、疏风化湿；

阳陵泉穴：舒筋活络、行气止痛；

阿是穴：疏通局部气血。

艾灸疗法

主穴： 内膝眼穴、外膝眼穴、足三里穴、阳陵泉穴。**配穴：** 阿是穴。

方法： ❶ 艾条灸：每穴灸10~15分钟，每日1次，10日为1疗程，疗程间隔5日。❷ 直接灸：每穴7壮，每日1次，10日为1疗程，疗程间隔5日。❸ 隔姜灸：先俯卧位灸两侧腘窝区域1小时，后灸内膝眼、外膝眼区域30分钟。

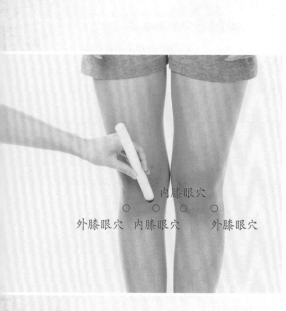

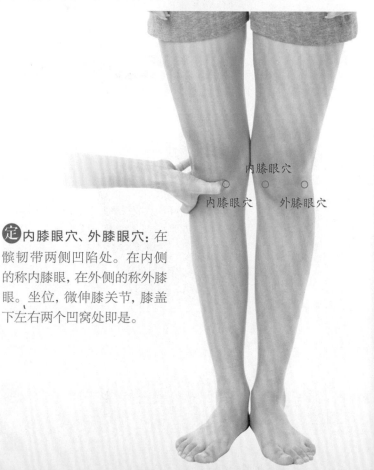

定 **内膝眼穴、外膝眼穴：** 在髌韧带两侧凹陷处。在内侧的称内膝眼，在外侧的称外膝眼。坐位，微伸膝关节，膝盖下左右两个凹窝处即是。

灸 **内膝眼穴、外膝眼穴：** 艾条灸10~15分钟，每日1次。

专家提醒

年轻时常骑摩托车、电动车的人，或户外工作、安装地板的工人等，容易因风寒湿瘀或积劳成疾导致此病，适宜佩戴艾草制护膝，能有效祛除膝关节内的寒湿，同时起到很好的保暖效果。治疗时配合刮痧，使效果倍增。应加强膝关节功能锻炼，打过"封闭"治疗或人工关节液注入的，艾灸治疗效果减弱。

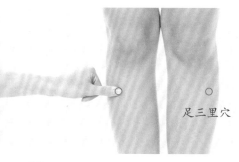

定足三里穴：在小腿前外侧，犊鼻下3寸，外膝眼与解溪连线上。站位弯腰，同侧手虎口围住髌骨上外缘，余四指向下，中指指尖处即是。

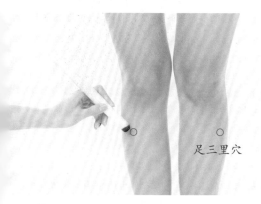

灸足三里穴：艾条灸10~15分钟，每日1次。

灸盒温灸

可以采用多孔温灸盒，双侧膝关节同时施灸，可以俯卧位先灸两侧腘窝，再灸内、外膝眼区域。

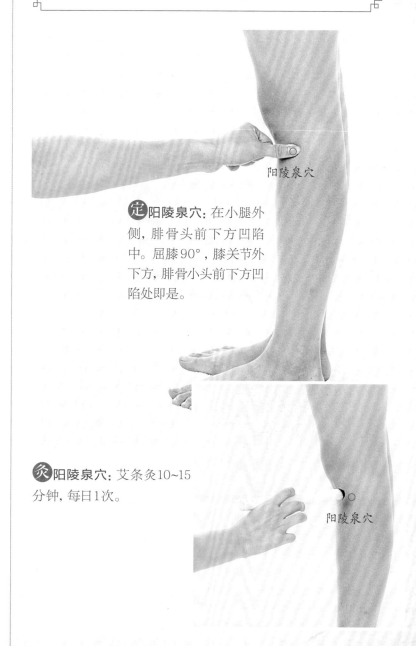

定阳陵泉穴：在小腿外侧，腓骨头前下方凹陷中。屈膝90°，膝关节外下方，腓骨小头前下方凹陷处即是。

灸阳陵泉穴：艾条灸10~15分钟，每日1次。

脱肛

脱肛又名直肠脱出、直肠脱垂，是指肛管、直肠甚至乙状结肠下端向下移位突出于肛门外的一种病理表现。多见于儿童及老年人群、久病体弱和身体瘦高者。主要临床表现为肛周潮湿、瘙痒，肛门出血，偶尔大便干燥，有肉状物脱出，肛门坠胀、嵌顿等。中医认为脱肛多因人体气血不足、中气下陷或湿热下注、久泻下痢致直肠不能收摄固涩。治疗宜补益中气，升提下陷。

取穴方义

百会穴：旺盛阳气，升阳举陷，益气固脱，升提收摄；

神阙穴：疏通经络、调和气血、培元固本、回阳救逆、补益脾胃、理气和肠、调整脏腑平衡；

承山穴：疏调肛部气血而增强其约束能力。

艾灸疗法

选穴：百会穴、神阙穴、承山穴。

方法：艾条灸，每穴灸15~20分钟。每日1次，15日为1疗程。

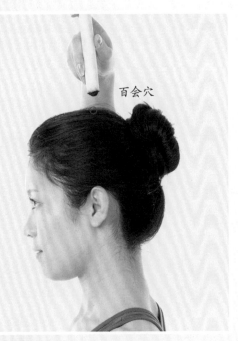

灸 百会穴：艾条灸15~20分钟，每日1次。如果是气虚引起的便秘，可以点按百会穴300下，早晚各1次。

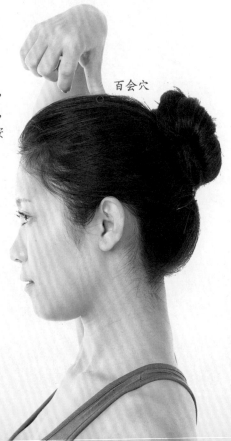

定 百会穴：在头部正中线上，前发际正中直上5寸。正坐，两耳尖与头正中线相交处，按压有凹陷。

　　平时要多吃蔬菜，防止便秘。养成良好的如厕习惯，定时排便，不要久蹲茅厕，大便时也不要太过用力。经常做提肛运动，以增加肛门括约肌的功能。也可以结合会阴灸来升提中气。

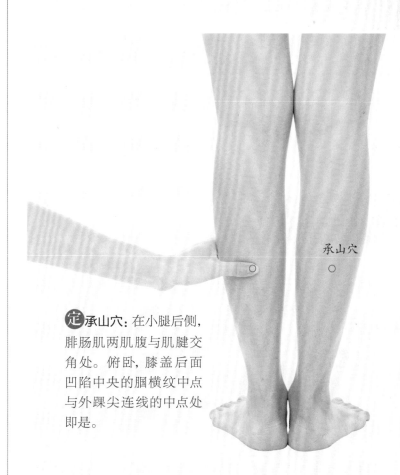

定 承山穴：在小腿后侧，腓肠肌两肌腹与肌腱交角处。俯卧，膝盖后面凹陷中央的腘横纹中点与外踝尖连线的中点处即是。

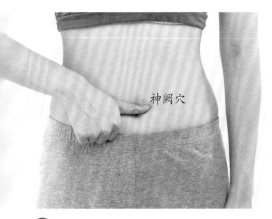

定 神阙穴：在脐区，肚脐中央即是。

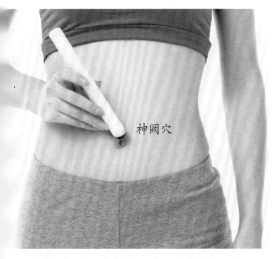

灸 神阙穴：艾条灸15~20分钟，每日1次。

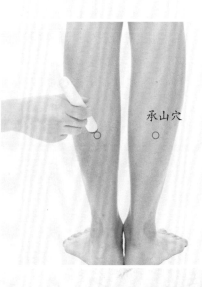

灸 承山穴：艾条灸15~20分钟，每日1次。

女人多体寒，离不开"艾"的温暖

　　过食冷饮、熬夜、劳累、使用空调、不注意保暖等问题，造成了女人缺少"温暖"的大背景，导致很多女人都是"冰美人"，手脚冰凉，胃寒子宫寒，性和情都冷淡，还有很多是下寒上热。寒则血凝，寒损耗阳气，造成气血瘀滞。艾是纯阳之草，女人常艾灸，可以调理气血，弥补阳气，强身健体，还能美颜护肤塑体形，是女人养生的不二法门。

痛经

　　痛经，对于现代女性来说，是比较常见的现象。是指女性在月经前后或经期，所出现的下腹部及腰骶部剧烈疼痛。疼痛最早会出现在经前12小时，以月经第1天最为剧烈，持续2~3日后缓解。由于疼痛剧烈，患者常伴有面色苍白、头面冷汗淋漓、手脚发凉、恶心呕吐等。

专家提醒

　　要保持心情愉快，不要食用生冷食物，特别是经期及前后。平时还可以佩戴艾草肚兜，有利于保暖和康复。通过艾灸，对伴有的怕冷等寒湿所致的症状，都可以有很好的改善。痛经者在经前1周坚持每天艾灸，对当次痛经止痛效果好。

气滞血瘀型

　　主要症状有小腹胀痛或阵发性剧烈绞痛，放射到腰骶部，月经后期，色紫红或紫黑，有血块，经行淋漓不畅。偏于气滞者则胀甚于痛，同时伴有乳房及胸胁胀痛；偏于血瘀者则以疼痛为主。宜调气化瘀，活血止痛。

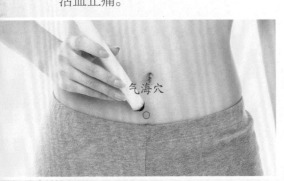

灸 气海穴：艾条灸10~15分钟，每日1次。

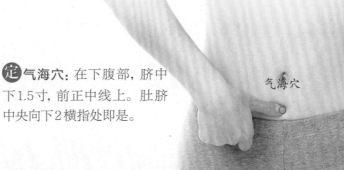

定 气海穴：在下腹部，脐中下1.5寸，前正中线上。肚脐中央向下2横指处即是。

取穴方义

气海穴：任脉脉气所发，为诸气之海，善调并振奋全身之气机；

太冲穴：疏肝理气而清瘀热；

血海穴、地机穴：活血散瘀而止痛；

合谷穴、三阴交穴：补上泻下，冲任气血通畅，则腹痛自除。

艾灸疗法

主穴：气海穴、太冲穴、血海穴。**配穴**：地机穴、合谷穴、三阴交穴。

方法：❶ 艾条灸：每穴10~15分钟，每日1次，10日为1疗程。❷ 直接灸：每穴5壮，每日1次，10日为1疗程。❸ 隔姜灸：灸腰骶部和小腹部。每3日1次，10日为1疗程。

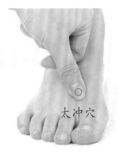

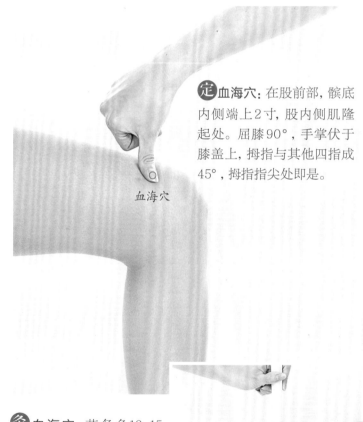

定血海穴：在股前部，髌底内侧端上2寸，股内侧肌隆起处。屈膝90°，手掌伏于膝盖上，拇指与其他四指成45°，拇指指尖处即是。

定太冲穴：在足背，当第1、第2跖骨间，跖骨底结合部前方凹陷中。足背，沿第1、第2趾间横纹向足背上推，感觉到有一凹陷处即是。

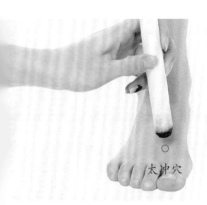

灸太冲穴：艾条灸10~15分钟，每日1次。

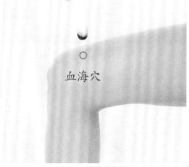

灸血海穴：艾条灸10~15分钟，每日1次。也可以两手拇指重叠按压此穴，以缓解疼痛。

寒湿凝滞型

主要症状有小腹冷痛，按之剧痛，得温则舒，月经色紫黑夹块，常伴有休寒、肢冷、关节酸痛。治疗宜温经散寒,解凝祛湿。

取穴方义

关元穴、肾俞穴：温补下元，振奋肾阳而祛胞宫之寒湿；

大赫穴、三阴交穴：调气活血；

次髎穴：解寒凝而止痛；

承山穴：舒筋活血；

照海穴：通经活络，宁心安神，和胃止呕。

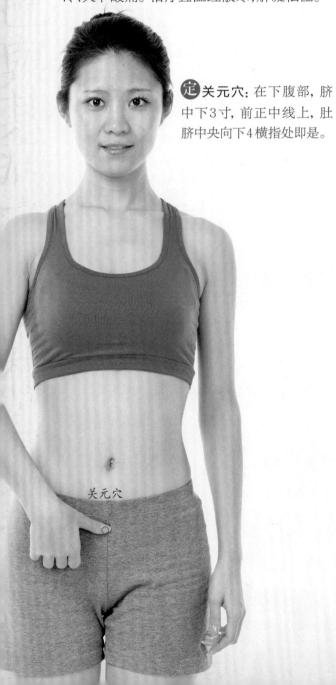

关元穴

定 关元穴：在下腹部，脐中下3寸，前正中线上，肚脐中央向下4横指处即是。

定 大赫穴：在下腹部，脐中下4寸，前正中线旁开0.5寸。仰卧，找到耻骨联合上缘中点，向上1横指，再旁开半横指处即是。

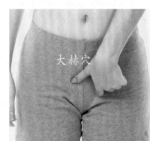

大赫穴

定 三阴交穴：在小腿内侧，内踝尖上3寸，胫骨内侧缘后际。手四指并拢，小指下缘靠内踝尖上，食指上缘所在水平线与胫骨后缘交点处即是。

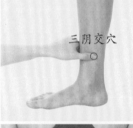

三阴交穴

定 肾俞穴：在腰部，第2腰椎棘突下，后正中线旁开1.5寸。肚脐水平线与脊柱相交椎体处，其下缘旁开2横指处即是。

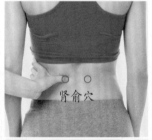

肾俞穴

定 次髎穴：骶部，在第2骶后孔中，约当髂后上嵴内侧下缘与后正中线的中点凹陷处取穴。

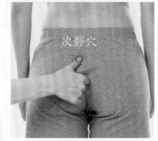

次髎穴

艾灸疗法

主穴：关元穴、大赫穴、三阴交穴、肾俞穴、次髎穴。**配穴**：承山穴、照海穴。

方法：❶ 艾条灸：每穴10~15分钟；每日1次，10日为1疗程。❷ 直接灸：每穴5壮；每日1次，10日为1疗程。❸ 隔姜灸：灸腰骶部和小腹部，每3日1次，10日为1疗程。

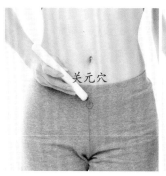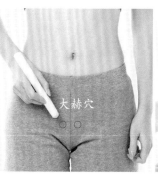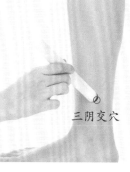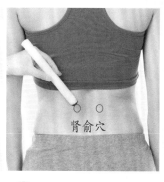

灸 **关元穴**：艾条灸10~15分钟，每日1次。

灸 **大赫穴**：艾条灸10~15分钟，每日1次。

灸 **三阴交穴**：艾条灸10~15分钟，每日1次。

灸 **肾俞穴**：艾条灸10~15分钟，每日1次。

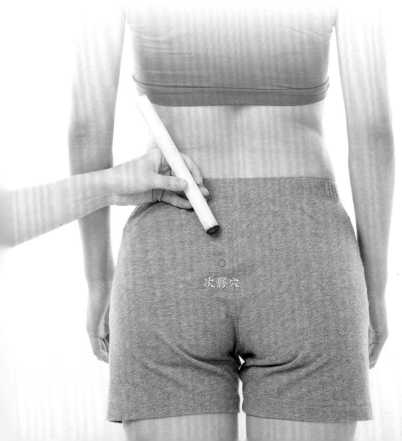

灸 **次髎穴**：艾条灸10~15分钟，每日1次。

艾叶红糖饮

用艾叶15克，生姜5片，大枣5枚，红糖15克，加水同煎代茶饮。

【功效】温经脉，祛寒湿。主治寒湿凝滞痛经。

带下病

清代著名中医妇科经典著作《傅青主女科》认为，带下病（相当于现代医学的阴道炎、子宫颈炎、盆腔炎、妇科肿瘤等多种疾病）主要是带脉受伤，致脾气虚弱，肝气郁积，湿气侵入，因而认为带下病大多是湿证，是湿邪侵入胞宫、阴器，累及任脉和带脉，使任脉失固、带脉失约而导致女性发病。

脾虚型带下病主要症状有带下色白，淋漓不断，面色萎黄少华，神疲肢冷，腹胀冷坠，纳少便溏，唇舌淡红，苔白腻滑。宜健脾益气，升阳除湿。

肾虚型带下病主要症状有白带清冷，腰膝酸软，小腹冷坠，溲清便溏，舌质淡红苔薄白，脉沉迟或五心烦热，失眠多梦，舌质淡红少苔。宜滋阴益肾，培元固涩。

取穴方义

带脉穴： 益气固摄，调理任督；

三阴交穴： 平肝泻热，健脾利湿，补肾强精；

脾俞穴、足三里穴： 健脾、振奋中阳；

隐白穴： 补脾摄血、益气；

关元穴、肾俞穴： 固肾培元，固涩止带；

次髎穴： 理下焦，清散郁热，补益虚损。

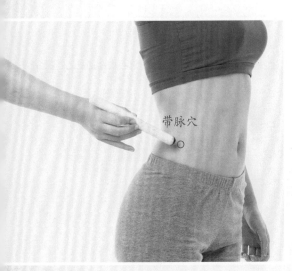

炙带脉穴：艾条灸15分钟，每日1次。

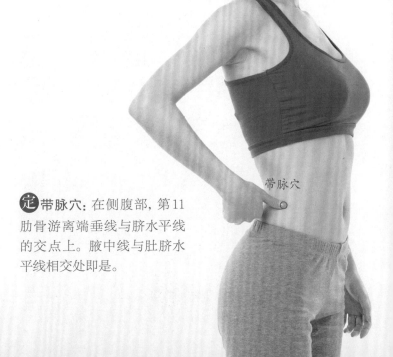

定带脉穴：在侧腹部，第11肋骨游离端垂线与脐水平线的交点上。腋中线与肚脐水平线相交处即是。

专家提醒

　　因为带下病的病位在任、带二脉，与脾、肾二脏关系密切，所以护住脾肾是根本。平时饮食要有节制，忌暴饮暴食，也不能太过劳累或思虑抑郁，同时房事要适度。

艾灸疗法

　　主穴：带脉穴、三阴交穴。**配穴**：脾俞穴、足三里穴、隐白穴（脾虚型）；关元穴、肾俞穴、次髎穴（肾虚型）。

　　方法：艾条灸，每穴15分钟，每日1次，10日为1疗程。

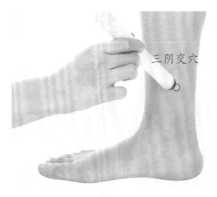

灸三阴交穴：艾条灸15分钟，每日1次。

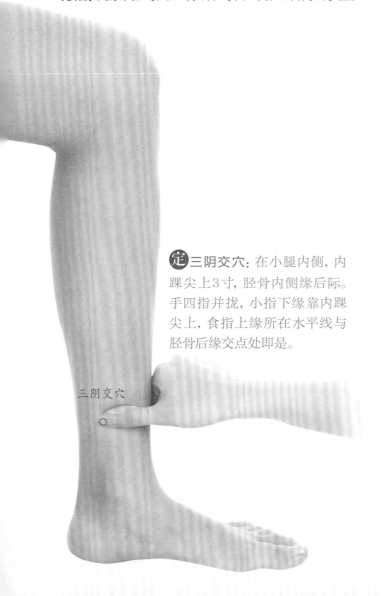

定三阴交穴：在小腿内侧，内踝尖上3寸，胫骨内侧缘后际。手四指并拢，小指下缘靠内踝尖上，食指上缘所在水平线与胫骨后缘交点处即是。

饮食疗法

　　艾叶10克，生姜15~30克，鸡蛋2个，将艾叶、生姜与带壳的鸡蛋放入适量的水中煮熟后，去壳取蛋，放回锅中再煮片刻，去药渣，或咸或甜调味，饮汁吃蛋。

　　【功效】温中通脉，散寒止痛。主治脘腹冷痛、行经腹痛、月经失调、带下症等。

习惯性流产

习惯性流产是指在堕胎或小产之后，下次受孕，仍如期而堕，连续3次以上。中医认为多由气血虚弱、肾气不足、冲任不固、不能摄血养胎所致，称为"滑胎"。

专家提醒

习惯性流产应在末次流产后立即进行必要的检查，明确病因，采取相应措施。如果想再次怀孕，一定要积极调养身体，待身体强壮再考虑。如果已经怀孕，即可以开始施灸，效果尤其好。在怀孕之前，还可吃艾草煮鸡蛋、佩戴艾草肚兜等。

气血虚弱型

主要表现为素有小产或滑胎史，现在又妊娠三四个月，胎动下坠，阴道少量流血，色淡红，神疲肢倦，腰酸腹胀。宜补气益血，固肾安胎。

艾灸疗法

主穴：气海穴、中极穴、肾俞穴。**配穴**：足三里穴、隐白穴、膈俞穴。

方法：❶ 艾条灸：每穴10~15分钟，每日1次，10日为1疗程，连续3个疗程，疗程间隔3~5日。❷ 隔姜灸：每穴灸3或5壮，艾炷如半枣核或黄豆大，每日1次，10日为1疗程，疗程间隔3~5日。❸ 直接灸：上述穴位每穴3壮，每日1次，10日为1疗程。

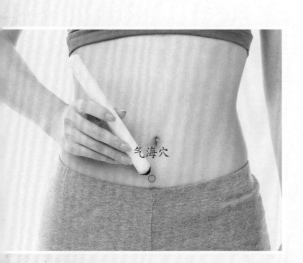

灸**气海穴**：艾条灸10~15分钟，每日1次。

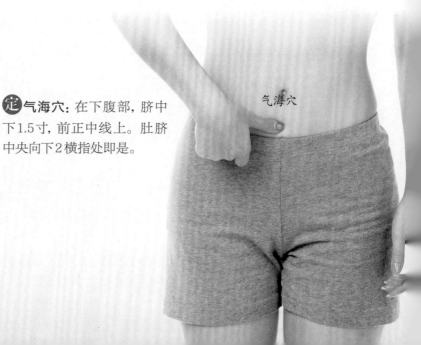

定**气海穴**：在下腹部，脐中下1.5寸，前正中线上。肚脐中央向下2横指处即是。

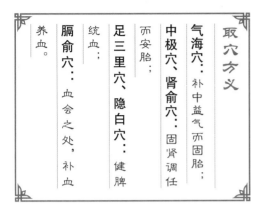

取穴方义

气海穴：补中益气而固胎；

中极穴、肾俞穴：固肾调任而安胎；

足三里穴、隐白穴：健脾统血；

膈俞穴：血会之处，补血养血。

饮食疗法

将新鲜艾叶切碎，放适量面粉，用水、盐揉成面团，做成大小适中的艾叶菜团，入锅中蒸煮即可。

【功效】通血气，祛寒湿，止血，安胎。尤其是端午节前后的艾叶，清嫩味鲜，还有开胃健脾、增进食欲的功效。

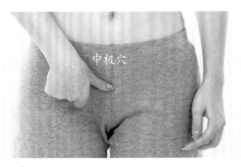

定中极穴：在下腹部，脐中下4寸，前正中线上，耻骨联合上缘1横指处即是。

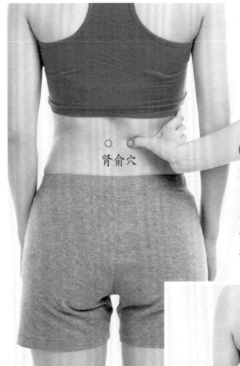

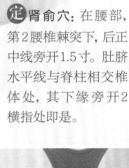

定肾俞穴：在腰部，第2腰椎棘突下，后正中线旁开1.5寸。肚脐水平线与脊柱相交椎体处，其下缘旁开2横指处即是。

灸肾俞穴：艾条灸10~15分钟，每日1次。

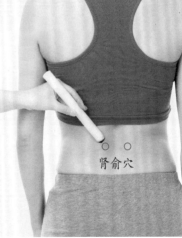

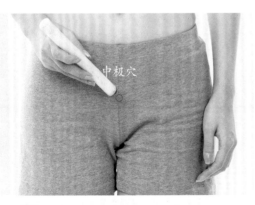

灸中极穴：艾条灸10~15分钟，每日1次。

肾虚型

主要症状有曾屡次堕胎，妊娠3个月后，腰酸腹坠，伴阴道下血，头晕耳鸣，小便频数。治疗宜补益肾气，固摄冲任。

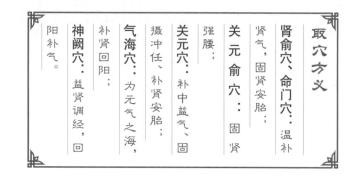

取穴方义

肾俞穴、命门穴： 温补肾气，固肾安胎，强腰；

关元俞穴： 固肾摄冲任、补肾安胎；

关元穴： 补中益气、固摄冲任、补肾安胎；

气海穴： 为元气之海，补肾回阳；

神阙穴： 益肾调经，回阳补气。

艾灸疗法

主穴： 肾俞穴、命门穴、关元俞穴。**配穴：** 关元穴、气海穴、神阙穴。

方法： ❶ 艾条灸：每穴10~15分钟，每日1次，10日为1疗程，连续3个疗程，疗程间隔3~5日。❷ 隔姜灸：每穴灸3或5壮，艾炷如半枣核或黄豆大，每日1次，10日为1疗程，疗程间隔3~5日。❸ 直接灸：每穴3壮，每日1次，10日为1疗程。

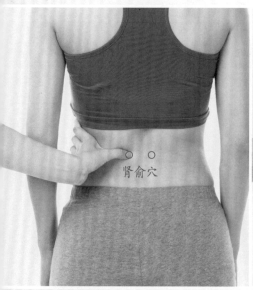

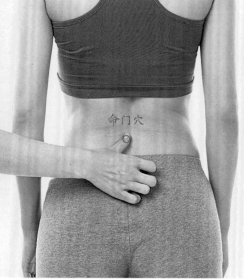

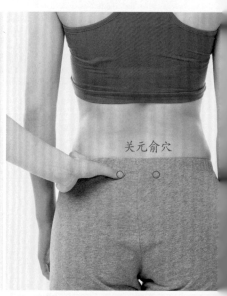

定 肾俞穴： 在腰部，第2腰椎棘突下，后正中线旁开1.5寸。肚脐水平线与脊柱相交椎体处，其下缘旁开2横指处即是。

定 命门穴： 在腰部脊柱区，第2腰椎棘突下凹陷中。肚脐水平线与后正中线交点，按压有凹陷处即是。

定 关元俞穴： 在腰骶部，第5腰椎棘突下，后正中线旁开1.5寸。两侧髂嵴连线与脊柱交点，往下推1个椎体，旁开2横指处即是。

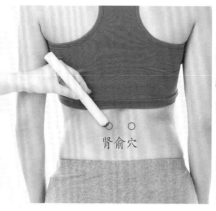
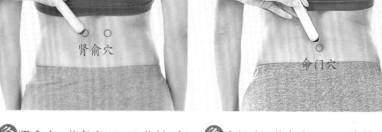
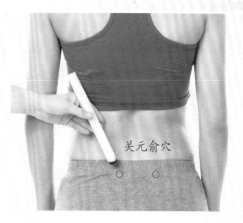

灸 **肾俞穴**：艾条灸10~15分钟，每日1次。

灸 **命门穴**：艾条灸10~15分钟，每日1次。

灸 **关元俞穴**：艾条灸10~15分钟，每日1次。

神阙隔盐灸

取细盐适量，放入神阙穴，与脐平齐，上置艾炷施灸，每次灸15分钟以上，注意不要烫伤肚脐，一感觉到灼热就移去艾炷。或者使用单孔灸盒，以保持温热感为度，热力持续施灸15~30分钟，可每日1次。

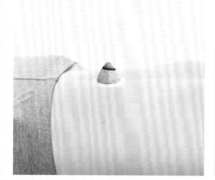
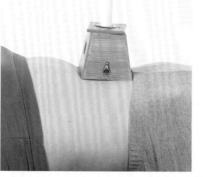

饮食疗法

鲜艾叶15克，鸡蛋1个；将艾叶浓煎取汁，打入鸡蛋煮汤，空腹服，每日1次，连服1个月。

【功效】养血、安胎。主治习惯性流产。

月经量多

一般每次月经量正常的应该是30~50毫升,多于80毫升则为月经过多。我们可用卫生巾的使用量,每天换3~5次计算,每个周期不超过两包(10片一包)。假如每次用三包卫生巾还不够,而且每片卫生巾都是湿透的,就属于经量过多。

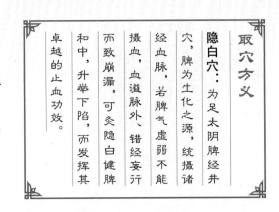

取穴方义

隐白穴：为足太阴脾经井穴,脾为生化之源,统摄诸经血脉,若脾气虚弱不能摄血,血溢脉外、错经妄行而致崩漏,可灸隐白健脾和中,升举下陷,而发挥其卓越的止血功效。

🏺**专家提醒**

月经量过多的女性,往往会有明显的贫血现象,在生理期和生理期过后,常会有心悸、全身无力、腰酸腿痛、失眠多梦的症状出现,平时也容易感冒和疲劳。可在月经量多的月份适当补充铁剂,预防贫血,或是通过食物补充铁元素。

艾灸疗法

选穴：隐白穴。

方法：❶ 艾条灸：先灸左侧隐白穴,再灸右侧隐白穴,每次灸15分钟。每日需灸3或4次,待月经量减少后继续灸1~2日巩固疗效。❷ 直接灸：取精细艾绒,搓成米粒大的小艾炷,在隐白穴上各灸7壮,先左后右。

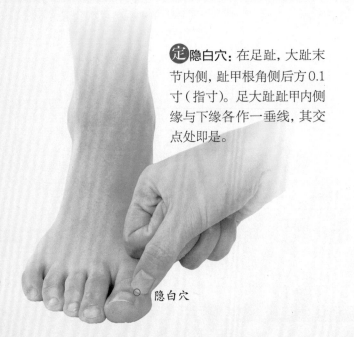

定 隐白穴：在足趾,大趾末节内侧,趾甲根角侧后方0.1寸(指寸)。足大趾趾甲内侧缘与下缘各作一垂线,其交点处即是。

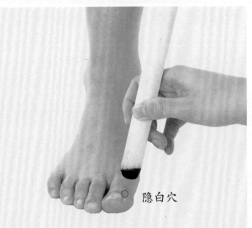

灸 隐白穴：先灸左侧隐白穴,再灸右侧隐白穴,每次灸15分钟,以隐白穴周围发红,有热灼的感觉为度。每日需灸3或4次,待月经量减少后继续灸1~2日巩固疗效。

胎位不正

在妊娠30周后经产前检查除枕前位（正常胎位）外，其余的枕横位、枕后位、臀位、臂位等均为异常胎位。一般孕妇无任何异常感觉，只有在产前检查时才能发现。

取穴方义

至阴穴：为足太阳膀胱经井穴，也是该经与足少阴肾经经气相通的穴位，艾灸至阴穴可使肾上腺皮质系统兴奋，诱发子宫收缩和胎动增加，使臀胎退出盆腔，借胎儿重心的改变，使胎头与胎背所形成弧面顺着宫底弧面滑动以完成转位。

🔔**专家提醒**

胎位不正一定要在专业医生的指导下进行艾灸。艾灸治疗胎位不正的最佳时机在孕期第30~34周，施灸时间最好选在下午3~5点。孕妇排空小便后仰卧，脱去一侧袜子，放松全身肌肉，保持平稳均匀呼吸，双眼自然闭合臆想胎儿转动。施灸后孕妇保持原位仰卧60分钟。每天施灸1次。艾灸配合膝胸卧位[①]4或5次，大多数可纠正胎位。

艾灸疗法

选穴：至阴穴。

方法：艾条灸，每次20分钟，每日1次，至胎位转正为止。

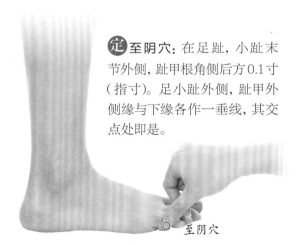

定 至阴穴：在足趾，小趾末节外侧，趾甲根角侧后方0.1寸（指寸）。足小趾外侧，趾甲外侧缘与下缘各作一垂线，其交点处即是。

至阴穴

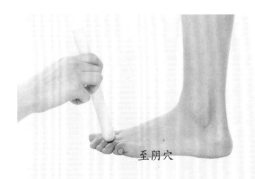

至阴穴

灸 至阴穴：对准孕妇足小趾外侧约3厘米处施温和灸，以孕妇觉足小趾外侧温热但不灼痛为度。艾灸20分钟。

---

①膝胸卧位：两小腿平放于床上，稍分开与肩同宽，大腿和床面垂直，胸和肩尽量贴近床面，腹部悬空，臀部抬起，头转向一侧，两臂屈肘。

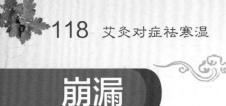

崩漏

崩漏，多由冲任损伤，不能制约经血所致。崩和漏既有区别，又有联系。凡大量出血，来势急，状如山崩者称为崩；凡持续下血，淋漓不断，来势缓，状如器之漏者称为漏。崩与漏的临床表现虽有差异，但在形成原因和病理机制上却是密切关联的，也可互相转换，如久崩不止，气血耗竭，必致成漏；久漏不愈，病势日进，亦可成崩。故通常称为崩漏。

专家提醒

如果出血量过多，应卧床休息，不建议剧烈活动；平时应多吃富含蛋白质、维生素、矿物质的食物，忌食辛辣、严禁烟酒，保持心情舒畅。如崩漏严重而出现休克，应立即送往医院处理。

血热型

主要症状有阴道突然下血，量多或淋漓不断，血色鲜红或深红，质黏，或夹有小血块，口干烦热，便秘尿黄。治疗宜清热凉血，固经止血。

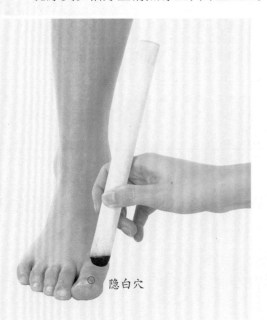

定 隐白穴：在足趾，大趾末节内侧，趾甲根角侧后方0.1寸（指寸）。足大趾趾甲内侧缘与下缘各作一垂线，其交点处即是。

隐白穴

隐白穴

灸 隐白穴：艾条灸10~15分钟，根据病情，可以每日灸1~4次。

艾灸疗法

主穴：隐白穴、大敦穴、中极穴。**配穴：**血海穴、断红穴①。

方法：❶ 艾条灸：每穴10~15分钟，根据病情，可以每日灸1~4次。❷ 直接灸：每穴灸5或7壮，每日1次，5日为1疗程。

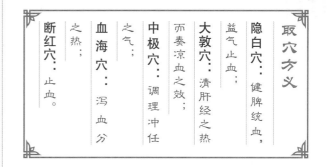

取穴方义

隐白穴：健脾统血，益气止血；

大敦穴：清肝经之热而奏凉血之效；

中极穴：调理冲任之气；

血海穴：泻血分之热；

断红穴：止血。

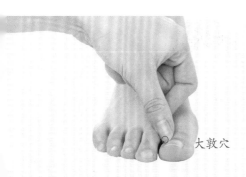

定大敦穴：在足大趾末节外侧，趾甲根角侧后方0.1寸(指寸)。坐位，足大趾趾甲外侧缘与下缘各作一垂线，其交点处即是。

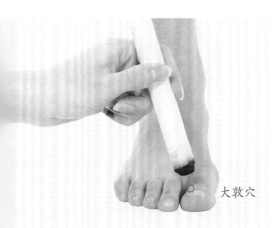

灸大敦穴：艾条灸10~15分钟，根据病情，可以每日灸1~4次。

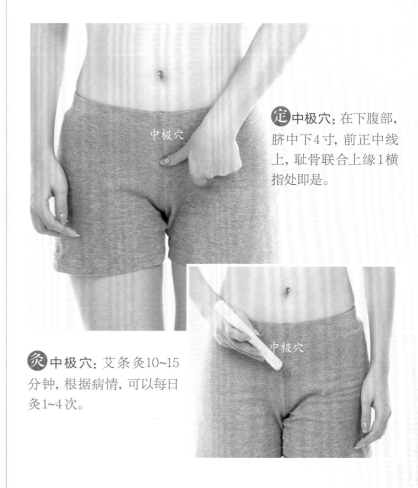

定中极穴：在下腹部，脐中下4寸，前正中线上，耻骨联合上缘1横指处即是。

灸中极穴：艾条灸10~15分钟，根据病情，可以每日灸1~4次。

①断红穴：在手指背侧，微握拳，第2、第3掌骨间，指蹼缘后方赤白肉际处。即八邪中的上都穴位处。

瘀血型

主要症状有出血淋漓不绝，或突然下血，量多，血色紫暗夹有血块，小腹痛而拒按，或呈阵发性出血，瘀血块排出后则腹痛减轻，出血略少。治疗宜活血化瘀。

艾灸疗法

主穴：关元穴、气冲穴、三阴交穴。**配穴**：太冲穴。

方法：❶ 艾条灸：每穴10~15分钟，根据病情，可以每日灸1~4次。❷ 直接灸：每穴灸5或7壮，每日1次，5日为1疗程。

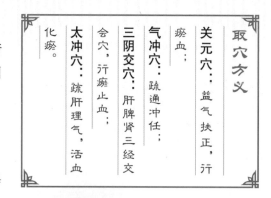

取穴方义

关元穴：益气扶正，行瘀血；

气冲穴：疏通冲任；

三阴交穴：肝脾肾三经交会穴，行瘀止血；

太冲穴：疏肝理气，活血化瘀。

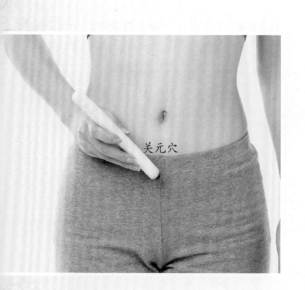

灸 关元穴：艾条灸10~15分钟，根据病情，可以每日灸1~4次。

定 关元穴：在下腹部，脐中下3寸，前正中线上，肚脐中央向下4横指处即是。

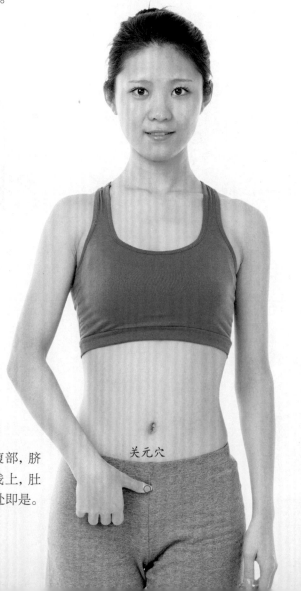

关元穴

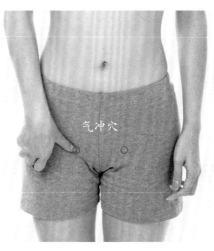

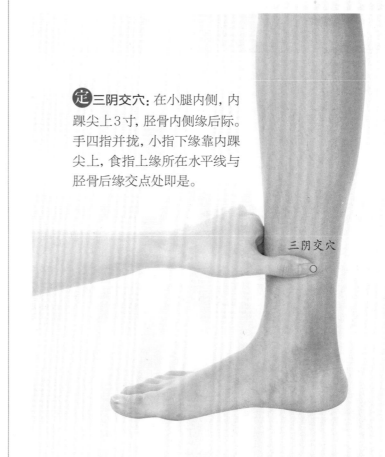

定三阴交穴：在小腿内侧，内踝尖上3寸，胫骨内侧缘后际。手四指并拢，小指下缘靠内踝尖上，食指上缘所在水平线与胫骨后缘交点处即是。

定气冲穴：在腹股沟区，耻骨联合上缘，前正中线旁开2寸，动脉搏动处。仰卧，从耻骨联合上缘中点水平旁开3横指处即是。

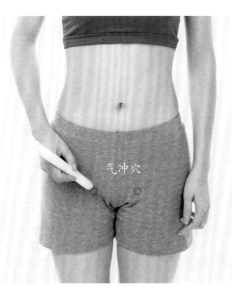

灸气冲穴：艾条灸10~15分钟，根据病情，可以每日灸1~4次。

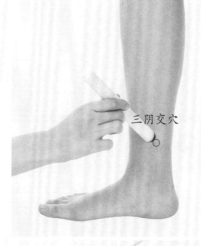

灸三阴交穴：艾条灸10~15分钟，根据病情，可以每日灸1~4次。

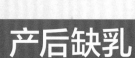

产后缺乳

乳汁是人体津血所化，若女性脾胃虚弱、运化失常，就会使津血不足，自然缺乳。尤其女性在孕期和产后多食油腻或者进食补药过多，就会损伤脾胃，导致气机不畅。温润的艾灸疗法能够祛除体内痰湿，益气养血、滋津生液，以增加产妇的乳汁分泌。

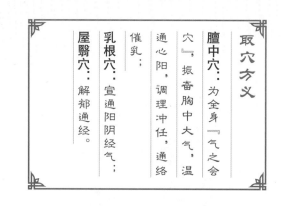

取穴方义

膻中穴：为全身『气之会穴』，振奋胸中大气，温通心阳，调理冲任，通络催乳；

乳根穴：宣通阳阴经气；

屋翳穴：解郁通经。

艾灸疗法

选穴：膻中穴、乳根穴、屋翳穴。

方法：❶ 艾条灸：灸20分钟左右，以局部皮肤出现潮红温热为度，如胸腔内有发热感，并向胸腔内扩散，效果更好。❷ 隔姜灸：将新鲜的生姜切成直径3厘米、厚度0.3厘米的姜片，放置在膻中穴上，用小艾炷隔姜灸，一般灸7壮，每日1次，连续灸7次。

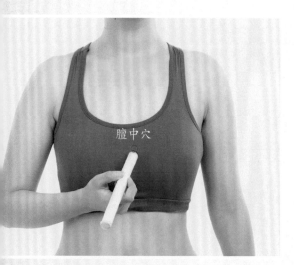

灸膻中穴：艾条灸20分钟左右，以局部皮肤出现潮红温热为度，如胸腔内有发热感，并向胸腔内扩散，效果更好。

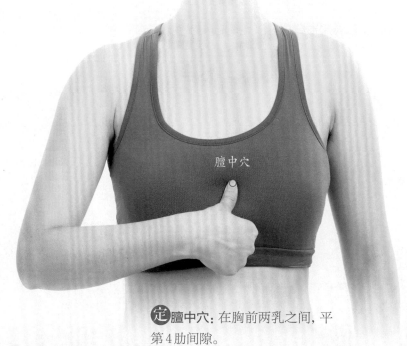

定膻中穴：在胸前两乳之间，平第4肋间隙。

专家提醒

　　女性产后乳汁不通者灸涌泉穴30分钟以上，温热感从大腿内侧向腹部放散，同时子宫有收缩感，继而乳房发胀，乳汁滴出，明显促进乳汁分泌。

增乳小秘方

　　用带子南瓜瓤，温火焙干研末，每日以南瓜瓤末加红糖一匙（10克），温开水冲服，每日3次，可以连续服用1周，期间可以正常喝汤。

　　【功效】瓜瓤可通乳瓤（腺），取红糖之色以入血，可通络补血，二者结合，有增乳之功。

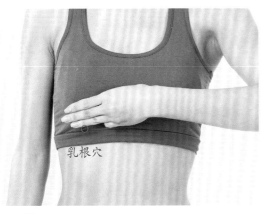

定 乳根穴：在胸前部第5肋间，距前正中线4寸，即从乳头按下一肋间。

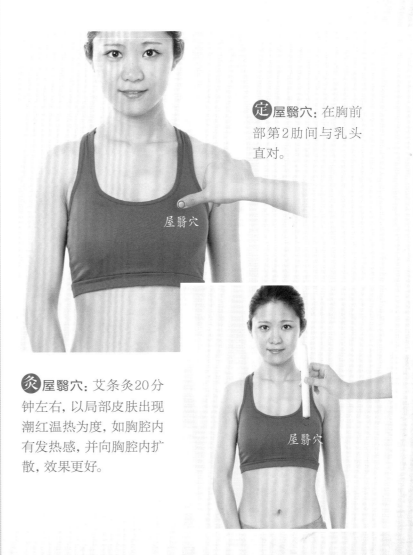

定 屋翳穴：在胸前部第2肋间与乳头直对。

灸 屋翳穴：艾条灸20分钟左右，以局部皮肤出现潮红温热为度，如胸腔内有发热感，并向胸腔内扩散，效果更好。

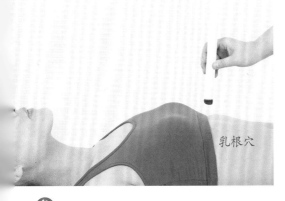

灸 乳根穴：艾条灸20分钟左右，以局部皮肤出现潮红温热为度，如胸腔内有发热感，并向胸腔内扩散，效果更好。

艾灸壮阳，赶走男人心里的"痛"

男性为阳刚之体，离不开阳气的升腾和滋养，阳气经督脉运行全身，这才有了生命的运动和代谢、种群的生殖和繁衍。倘若命门火衰、督脉阻滞，轻则引发疾病，重则危及生命。所以男人以纯阳之艾，补命门之火，灸督脉之穴，可振奋体内阳气，令肾阳不熄、精气充盈、气血旺盛、无病少病。

阳痿

阳痿，现代医学称之为男性性功能障碍，是指阴茎不能勃起或举而不坚，以致影响正常性生活。多由纵欲过度、频繁手淫，导致精气虚损、命门火衰而引起，或因思虑、惊恐损伤心肾，宗筋弛纵而致病。

命门火衰型主要症状有阳事不举，或举而不坚，腰痛酸软，头昏耳鸣，神疲肢倦，怕冷多汗。宜温肾补阳。

肝气郁结型主要症状有阳事不举，或起而不坚，胸闷不舒，心烦易怒。宜疏肝解郁。

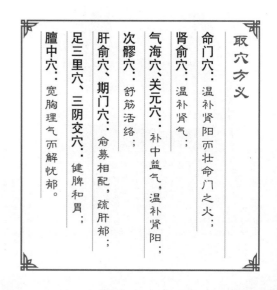

取穴方义

命门穴：温补肾阳而壮命门之火；

肾俞穴：温补肾气；

气海穴、关元穴：补中益气，温补肾阳；

次髎穴：舒筋活络；

肝俞穴、期门穴：俞募相配，疏肝郁；

足三里穴、三阴交穴：健脾和胃；

膻中穴：宽胸理气而解忧郁。

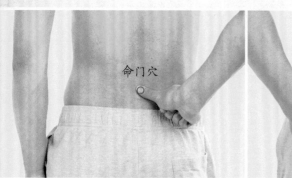

定 命门穴：在腰部脊柱区，第2腰椎棘突下凹陷中。肚脐水平线与后正中线交点，按压有凹陷处即是。

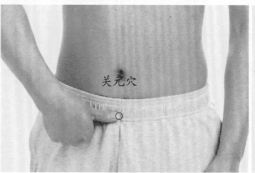

定 关元穴：在下腹部，脐中下3寸，正中线上，肚脐中央向下4横指处即是。

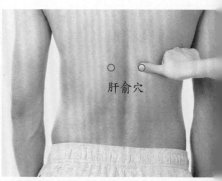

定 肝俞穴：在背部，第9胸椎棘突下，后正中线旁开1.5寸。肩胛骨下角水平连线与脊柱相交椎体处，往下推2个椎体，其下缘旁开2横指处即是。

专家提醒

　　本病一般病史时间较长，与精神因素有关，并且经常反复，因此需要加强艾灸。灸治期间，应避免同房，以便养精蓄锐治疗病症，否则会影响疗效。

艾灸疗法

　　主穴：命门穴、关元穴（肝气郁结型需另加灸肝俞穴）。**配穴**：肾俞穴、次髎穴、气海穴（命门火衰型）；期门穴、足三里穴、三阴交穴、膻中穴（肝气郁结型）。

　　方法：❶ 直接灸：每穴灸5或7壮，每日1次，10日为1疗程，疗程间隔3日。❷ 艾条灸：主穴2个，配穴2个，每穴10~15分钟，每日1次，10日为1疗程。❸ 隔附子灸：取附子制成附子饼，在上述穴位施灸，每穴灸9壮，艾炷如蚕豆大小，每日1次，10日为1疗程，疗程间隔3日。

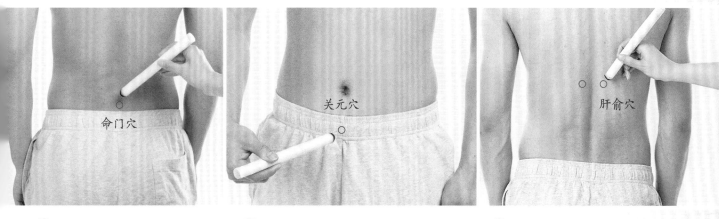

灸命门穴：艾条灸10~15分钟，每日1次。

灸关元穴：艾条灸10~15分钟，每日1次。

灸肝俞穴：艾条灸10~15分钟，每日1次。

隔盐灸神阙穴

　　先用棉签蘸取温开水轻擦神阙穴（即肚脐窝处），再取细盐适量，放入神阙，与脐平齐，上置艾炷施灸，每次灸5~30壮，艾炷如黄豆大小，每日1次或隔日1次，10日为1疗程，疗程间隔3日。谨防烫伤。

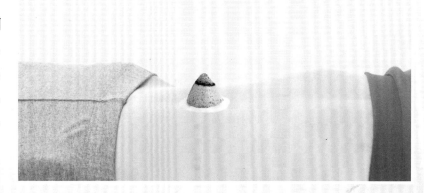

早泄

早泄是男性性功能障碍之一。导致早泄的原因主要有心理（非器质性）和生理（如包皮过长、前列腺疾病等）两方面。中医理论认为肾藏精，主生殖，司精关开阖。肾之阴阳平衡，则精液藏泄正常；若肾之阴阳失去平衡，精关开阖功能失司，则精液封藏不固，出现早泄。多因手淫过度、房事不节、肾气不足，导致固摄精液之功能减弱。

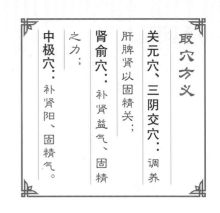

取穴方义

关元穴、三阴交穴：调养肝脾肾以固精关；

肾俞穴：补肾益气、固精之力；

中极穴：补肾阳、固精气。

艾灸疗法

主穴：关元穴、肾俞穴。**配穴**：中极穴、三阴交穴。

方法：❶ 直接灸：每穴灸5或7壮，每日1次，10日为1疗程。❷ 艾条灸：每穴灸10~15分钟，每日1次，10日为1疗程。❸ 隔附子灸：附子打粉，黄酒调和成糊，每穴铺少许，上置黄豆大小艾炷，每穴灸5或7壮，每日1次。

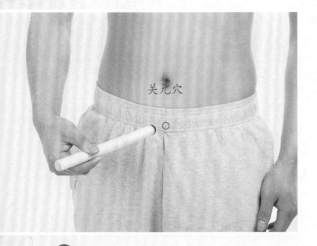

灸关元穴：艾条灸10~15分钟，每日1次。

定关元穴：在下腹部，脐中下3寸，正中线上，肚脐中央向下4横指处即是。

专家提醒

　　艾灸治疗本病效果较好，多数患者施灸1个疗程之后能得到很好改善；但在治疗过程中需要病人、家属及施灸者的共同沟通配合，建议停止房事。本病还可以结合会阴灸来提高疗效。

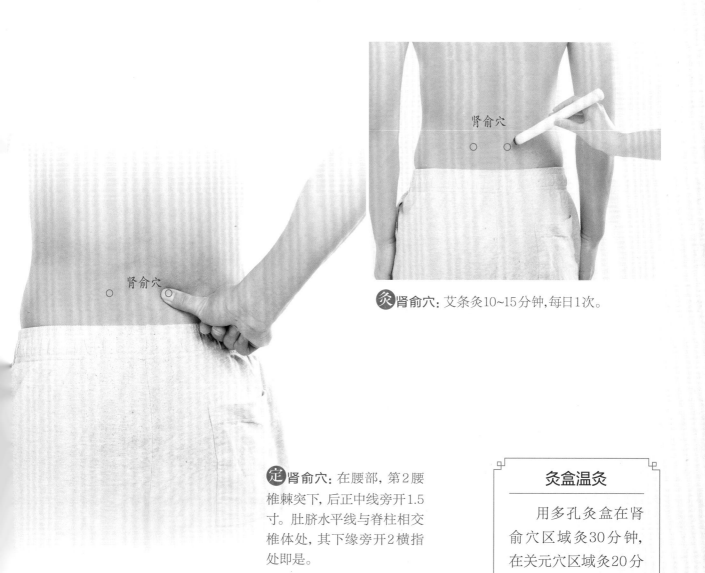

肾俞穴

肾俞穴

灸 肾俞穴：艾条灸10~15分钟，每日1次。

定 肾俞穴：在腰部，第2腰椎棘突下，后正中线旁开1.5寸。肚脐水平线与脊柱相交椎体处，其下缘旁开2横指处即是。

灸盒温灸

　　用多孔灸盒在肾俞穴区域灸30分钟，在关元穴区域灸20分钟，每日1次。

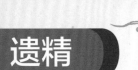

遗精

遗精，古称"梦失精"。本病的临床表现是成年未婚或已婚男性，每周遗精数次或一夜数次，或仅因性感的刺激，在清醒时发生遗精，并伴有头昏耳鸣、精神萎靡、腰膝酸软、失眠多梦、记忆减退、思考力不强等症。若因梦而遗精者，谓之梦遗，不因梦而精自出者，谓之滑精。多因恣情纵欲、劳心过度、饮食不节而发病，遗精一症的病位在心、肾，遗精的病因有君火、相火和湿热，遗精的病机有火扰精室、肾气不固和湿热扰动等诸种。

专家提醒

清心寡欲，排除杂念，是治疗本病的关键。此外需要饮食有节，起居有常，少食辛辣刺激性食品；创造良好的睡眠环境，不穿过紧的内裤；睡觉之前可以用艾叶煮水泡脚。

君相火旺型

主要症状有乱梦纷纭，梦中遗精，头昏头晕，耳鸣腰酸，神疲乏力，心悸易惊，或见尿少色黄。治疗宜清泻君相之火，滋肾固涩。

艾灸疗法

主穴：心俞穴、志室穴、中极穴。**配穴**：神门穴、三阴交穴、太冲穴、百会穴。

方法：❶ 直接灸：每次选2~4穴，每穴灸5或7壮，每日1次，10日为1疗程。❷ 艾条灸：每次选2~4穴，每穴灸10~15分钟，每日1次，10日为1疗程。❸ 隔姜灸：生姜切片，厚如1元硬币，牙签扎孔，艾炷如枣核大小，每次选2~4穴，每穴灸5或7壮，每日1次，10日为1疗程。

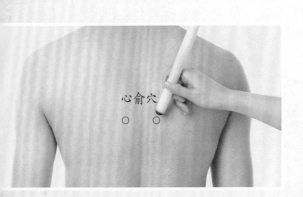

灸心俞穴：艾条灸10~15分钟，每日1次，10日为1疗程。

定心俞穴：在上背部，第5胸椎棘突下，后正中线旁开1.5寸。肩胛骨下角水平连线与脊柱相交椎体处，往上推2个椎体，其下缘旁开2横指处即是。

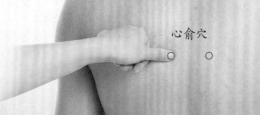

取穴方义

心俞穴：泻君火；

志室穴、中极穴：补肾固精、清泻肾火；

神门穴：宁心安神；

三阴交穴：益阴以和阴，协调阴阳；

太冲穴：泻热，清利下焦；

百会穴：安神。

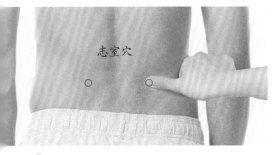

定志室穴：在腰部，第2腰椎棘突下，后正中线旁开3寸处。肚脐水平线与脊柱相交椎体处，其下缘水平线与肩胛骨脊柱缘的垂直线交点即是。

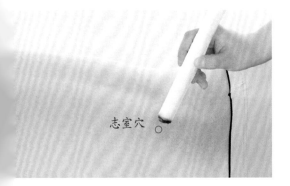

灸志室穴：艾条灸10~15分钟，每日1次，10日为1疗程。

灸盒温灸

在心俞穴、志室穴附近区域温灸30分钟，在中极穴附近区域温灸20分钟，每日1次，10日为1疗程。

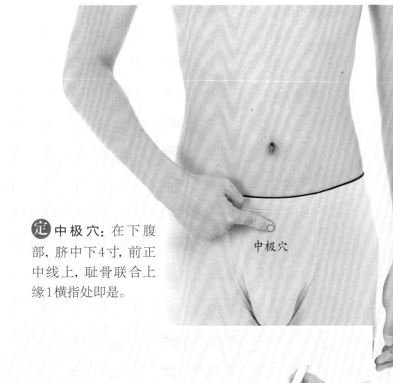

定中极穴：在下腹部，脐中下4寸，前正中线上，耻骨联合上缘1横指处即是。

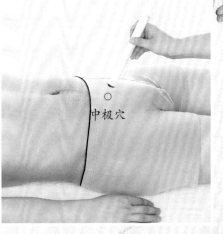

灸中极穴：艾条灸10~15分钟，每日1次，10日为1疗程。

肾失封藏型

主要症状有遗精频作, 甚则滑精, 精神萎靡, 面色少华, 头晕目眩耳鸣, 腰膝酸软, 畏寒肢冷。治疗宜补肾益精、固涩。

艾灸疗法

主穴: 肾俞穴、志室穴、中极穴、太溪穴。**配穴**: 足三里穴、关元穴、膀胱俞穴。

方法: ❶ 直接灸: 每次选2~4穴, 每穴灸5或7壮, 每日1次, 10日为1疗程。❷ 艾条灸: 每次选2~4穴, 每穴灸10~15分钟, 每日1次, 10日为1疗程。❸ 隔姜灸: 生姜切片, 厚如1元硬币, 牙签扎孔, 艾炷如枣核大小, 每次选2~4穴, 每穴灸5或7壮, 每日1次, 10日为1疗程。

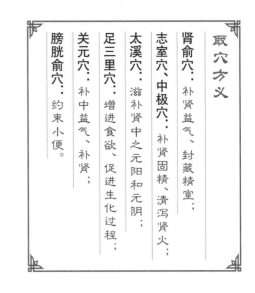

取穴方义

肾俞穴: 补肾益气、封藏精室;

志室穴、中极穴: 补肾固精、清泻肾火;

太溪穴: 滋补肾中之元阳和元阴;

足三里穴: 增进食欲、促进生化过程;

关元穴: 补中益气、补肾;

膀胱俞穴: 约束小便。

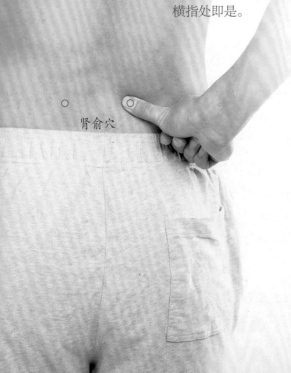

定肾俞穴: 在腰部, 第2腰椎棘突下, 后正中线旁开1.5寸。肚脐水平线与脊柱相交椎体处, 其下缘旁开2横指处即是。

定志室穴: 在腰部, 第2腰椎棘突下, 后正中线旁开3寸处。肚脐水平线与脊柱相交椎体处, 其下缘水平线与肩胛骨脊柱缘的垂直线交点即是。

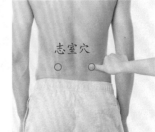

定中极穴: 在下腹部, 脐中下4寸。正中线上, 耻骨联合上缘1横指处即是。

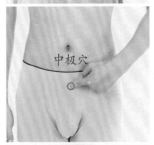

定太溪穴: 在踝区, 内踝尖与跟腱之间的凹陷中。坐位垂足, 由足内踝向后推至与跟腱之间凹陷处即是。

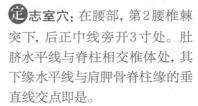

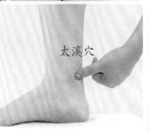

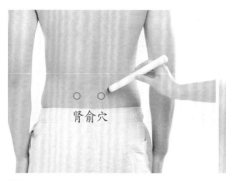

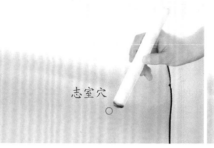

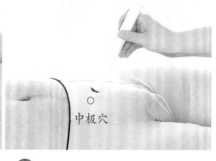

灸肾俞穴：艾条灸10~15分钟，每日1次，10日为1疗程。经常按摩此穴还能缓解腰痛，双手掌摩擦至热后，将掌心贴于穴位处，反复3~5分钟。

灸志室穴：艾条灸10~15分钟，每日1次，10日为1疗程。艾灸前用拇指指腹点按此穴1~3分钟，可以增强培补元气、壮命门之火之疗效。

灸中极穴：艾条灸10~15分钟，每日1次，10日为1疗程。艾灸前用指腹按揉此穴1~3分钟，以产生酸胀感、腰部微微发热为宜。

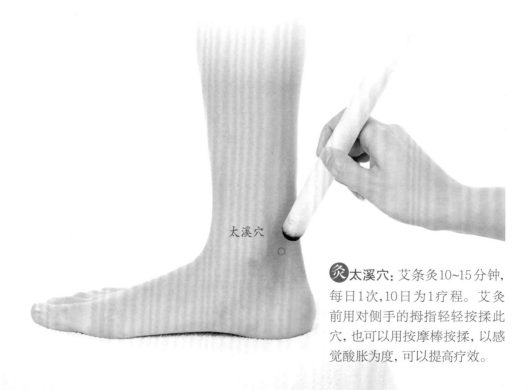

灸太溪穴：艾条灸10~15分钟，每日1次，10日为1疗程。艾灸前用对侧手的拇指轻轻按揉此穴，也可以用按摩棒按揉，以感觉酸胀为度，可以提高疗效。

小儿虚寒，常艾灸肚子不痛不尿床

现在的孩子如同生活在"蜜罐"中，很多都有挑食、不爱运动等不良习惯，这影响了孩子的健康，造成孩子体质虚弱、免疫力低下、抵抗力差。而一生病就给孩子吃药，特别是抗生素，往往会让孩子体内积压更多的毒素，形成抗药性。用艾灸克服孩子的小病症，自然安全，让每个孩子都能为将来的健康打下牢固的基础。

小儿腹泻

小儿腹泻，也称小儿泄泻。本病的临床表现是以大便次数增多，便下稀薄，或如水样为特征。由于小儿脾胃薄弱，无论内伤乳食、感受外邪或脾胃虚寒等，均可导致脾胃功能失调而引起腹泻。

专家提醒

灸法治疗小儿腹泻，效果较好，如能及时施灸治疗，一般灸治1~3次即可痊愈。治疗期间，应注意控制饮食，宜少食多餐，并注意气候变化，注意保暖，尤其是冬天。治疗期间适宜佩戴艾草肚兜。

伤食型

主要症状是腹部胀满，泻前哭闹，泻后痛减，大便腐臭，状如败卵，口臭纳呆或伴呕吐。治疗宜消食化积，和中止泻。

艾灸疗法

主穴：中脘穴、天枢穴。**配穴**：璇玑穴、神阙穴。

方法：❶ 直接灸：每穴灸3壮，艾炷如半个米粒大小，每日1次，3日为1疗程。❷ 艾条灸：每穴灸5~10分钟，每日1次。重症患儿每穴可灸20~30分钟，如果患儿不配合，可以反复多次施灸，并注意保暖。

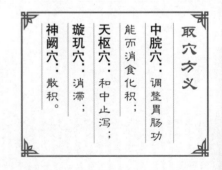

取穴方义

中脘穴：调整胃肠功能而消食化积；

天枢穴：和中止泻；

璇玑穴：消滞；

神阙穴：散积。

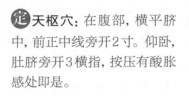

定天枢穴： 在腹部，横平脐中，前正中线旁开2寸。仰卧，肚脐旁开3横指，按压有酸胀感处即是。

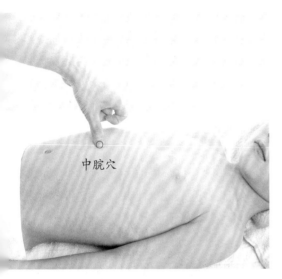

定中脘穴： 在上腹部，脐中上4寸，前正中线上，肚脐与胸剑联合连线的中点处。

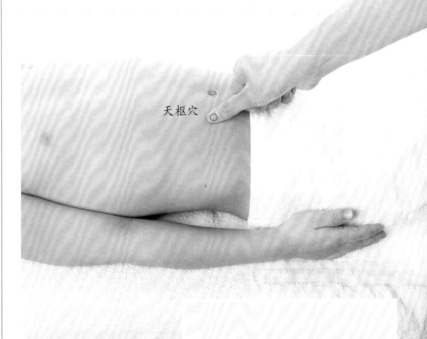

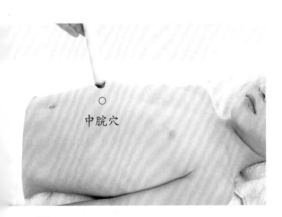

灸中脘穴： 艾条灸5~10分钟，每日1次，重症患儿每穴可灸20~30分钟，如果患儿不配合，可以反复多次施灸，并注意保暖。

灸天枢穴： 艾条灸5~10分钟，每日1次，重症患儿每穴可灸20~30分钟，如果患儿不配合，可以反复多次施灸，并注意保暖。

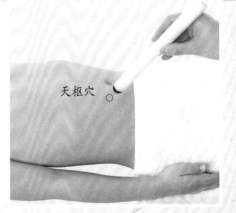

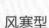

风寒型

主要症状是大便稀薄多沫，色淡，臭气较轻，肠鸣腹痛，或伴发热、鼻塞、流清涕、轻咳。治疗宜疏风散寒、化滞止泻。

艾灸疗法

主穴：中脘穴、天枢穴、大椎穴。**配穴：**足三里穴、风池穴。

方法：❶ 直接灸：每穴灸3壮，艾炷如半个米粒大小，每日1次，3日为1疗程。❷ 温和灸：每穴灸5~10分钟，每日1次。重症患儿每穴可灸20~30分钟，如果患儿不配合，可以反复多次施灸，并注意保暖。

（中脘穴、天枢穴见上一页"伤食型"）

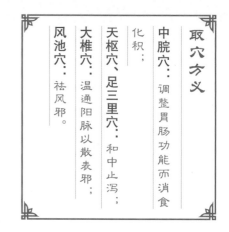

取穴方义

中脘穴：调整胃肠功能而消食化积；

天枢穴、足三里穴：和中止泻；

大椎穴：温通阳脉以散表邪；

风池穴：祛风邪。

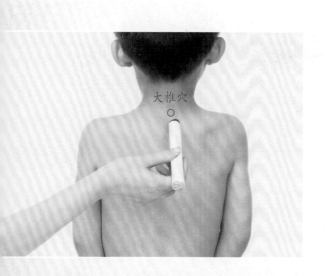

灸 大椎穴：艾条灸5~10分钟，每日1次。重症患儿每穴可灸20~30分钟，如果患儿不配合，可以反复多次施灸，并注意保暖。

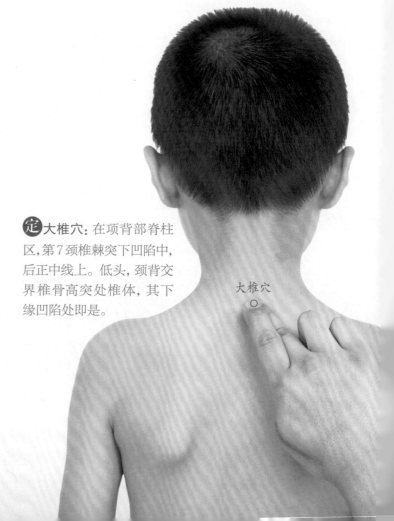

定 大椎穴：在项背部脊柱区，第7颈椎棘突下凹陷中，后正中线上。低头，颈背交界椎骨高突处椎体，其下缘凹陷处即是。

小儿遗尿

小儿遗尿，俗称尿床。一般指3岁以上的儿童尿床。症状轻的一般几夜尿床1次，症状比较重的可能每晚都尿床或每晚尿几次床。有些长期尿床的儿童还可能出现面色萎黄、萎靡不振、精神无法集中等症状。中医认为，儿童尿床多数是因为体质虚弱和习惯不良所致，主要与肾和膀胱有关。艾灸可以改善孩子的尿床现象，同时增强体质，平复情绪。

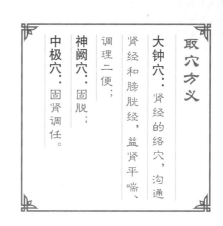

取穴方义

大钟穴： 肾经的络穴，沟通肾经和膀胱经，益肾平喘、调理二便；

神阙穴： 固脱；

中极穴： 固肾调任。

🍐**专家提醒**

儿童尿床有生理发育上的原因，也与紧张情绪密切相关。在治疗时，要多给孩子心理安慰，减轻孩子的心理负担，千万不要责骂或以不良情绪暗示。同时培养孩子按时排尿的习惯，晚上入睡前尽量少喝水，白天也不要玩得太累，适当增加营养，加强身体锻炼。

艾灸疗法

主穴： 大钟穴。**配穴：** 神阙穴、中极穴。

方法： 艾条灸，每日灸1次，每穴灸15分钟，按照左侧大钟穴、神阙穴、中极穴、右侧大钟穴的顺序，依次施灸。

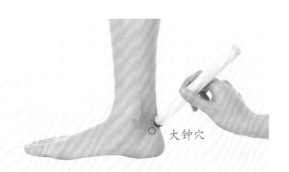

灸大钟穴： 艾条灸15分钟，每日1次。

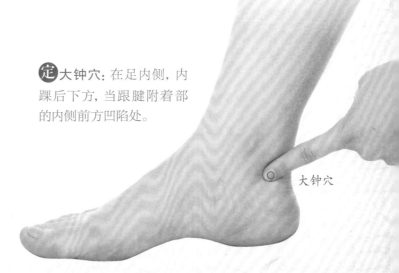

定大钟穴： 在足内侧，内踝后下方，当跟腱附着部的内侧前方凹陷处。

慢性病多痰湿作怪，常年艾灸一身轻

百病由痰起，而"怪病多痰"，因为痰湿是由水液演变而来，有着重浊黏滞的特性，所以水湿痰饮导致的各种病症，大多会反复发作，治疗起来相当困难。比如高血压、糖尿病等。痰湿性寒阴冷，常用艾灸能祛除湿气，温煦正阳。

高血压

高血压是以动脉血压升高为主要特征的慢性全身性血管性疾病，特别是舒张压持续升高。早期可有头晕、头痛、心悸、失眠、耳鸣、心烦、乏力、记忆力减退、面赤或肢体麻木等症状，晚期可发生脑、心、肾等器官的病变。多由情志失调、饮食失节和内伤虚损等导致肝肾功能失调所引起。

专家提醒

原发性的高血压可以选用艾灸等方法来调理。平时也要注意改变自身不好的生活习惯，比如熬夜、作息不规律等。饮食上要低盐、低脂、低胆固醇，并保持精神舒畅。

肝火亢盛型

主要症状有头痛眩晕，急躁易怒，面红耳赤，口苦咽干，便秘尿黄。治疗以清肝泻火为主。

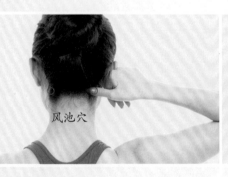

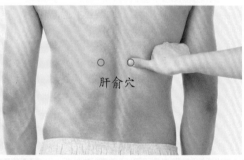

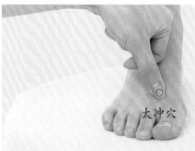

定 **风池穴**：在项后，枕骨之下，胸锁乳突肌上端与斜方肌上端之间的凹陷中。正坐，后头骨下两条大筋外缘陷窝中，与耳垂齐平处即是。

定 **肝俞穴**：在背部，第9胸椎棘突下，后正中线旁开1.5寸。肩胛骨下角水平连线与脊柱相交椎体处，往下推2个椎体，其下缘旁开2横指处即是。

定 **太冲穴**：在足背，当第1、第2跖骨间，跖骨底结合部前方凹陷中。足背，沿第1、第2趾间横纹向足背上推，感觉到有一凹陷处即是。

艾灸疗法

主穴：风池穴、肝俞穴、太冲穴。**配穴**：曲池穴、行间穴、合谷穴。

方法：❶ 艾条灸：每穴灸10~15分钟，每日1次，10日为1疗程。
❷ 直接灸：上述腧穴，每穴灸5或7壮，每日1次，10日为1疗程。

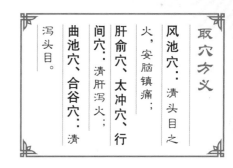

取穴方义

风池穴：清头目之火，安脑镇痛；

肝俞穴、太冲穴、行间穴：清肝泻火；

曲池穴、合谷穴：清泻头目。

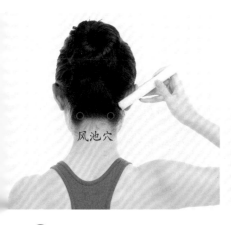

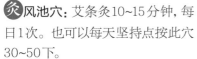

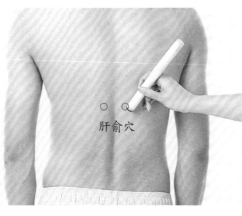

肝俞穴

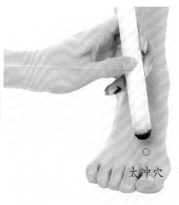

太冲穴

灸风池穴：艾条灸10~15分钟，每日1次。也可以每天坚持点按此穴30~50下。

灸肝俞穴：艾条灸10~15分钟，每日1次。也可用灸盒温灸30分钟。

灸太冲穴：艾条灸10~15分钟，每日1次。早晚以及情绪波动发怒时，用拇指点按此穴3分钟，可以疏肝理气。

刮痧疗法

肝火亢盛型可以结合刮痧，艾灸后再对肝经、胆经刮痧，效果更好。

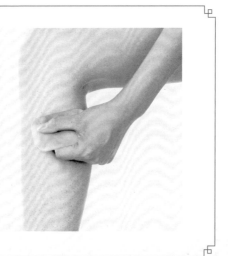

阴阳两虚（偏阳虚）症

主要症状有头晕目花，心悸耳鸣，失眠多梦，腰酸腿软，夜间多尿，畏寒肢冷，下肢水肿。治疗以滋阴助阳为主。

艾灸疗法

主穴：肾俞穴、关元穴、百会穴。**配穴：**气海穴、风池穴、足三里穴、三阴交穴。

方法： ❶ 艾条灸：每穴灸10~15分钟，每日1次，10日为1疗程。❷ 直接灸：每穴灸5或7壮，每日1次，10日为1疗程。

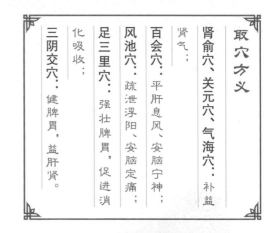

取穴方义

肾俞穴、关元穴、气海穴：补益肾气；

百会穴：平肝息风、安脑宁神；

风池穴：疏泄浮阳、安脑定痛；

足三里穴：强壮脾胃，促进消化吸收；

三阴交穴：健脾胃，益肝肾。

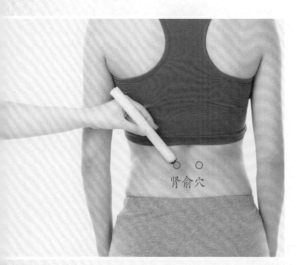

灸肾俞穴：艾条灸10~15分钟，每日1次。

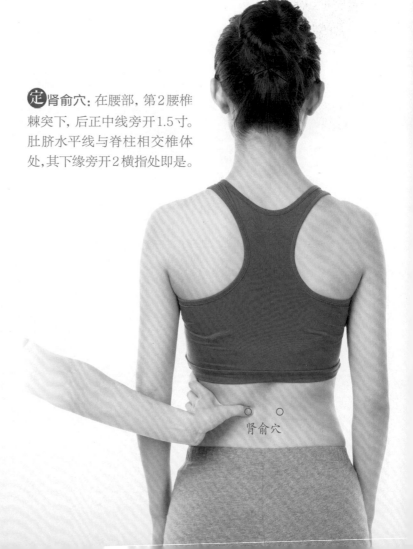

定肾俞穴：在腰部，第2腰椎棘突下，后正中线旁开1.5寸。肚脐水平线与脊柱相交椎体处，其下缘旁开2横指处即是。

专家提醒

　　高血压出现的头痛，可以直接灸百会穴 7 壮；睡眠不佳者，可以在晚上睡觉之前灸涌泉穴 15 分钟；如伴有记忆力减退者，可以通过梳头来改善。

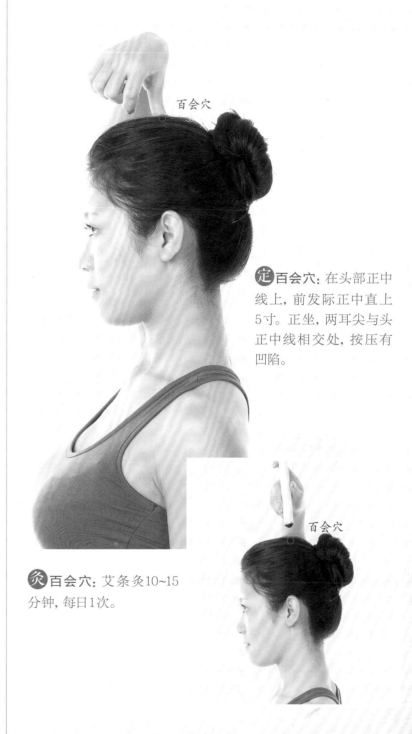

定百会穴：在头部正中线上，前发际正中直上 5 寸。正坐，两耳尖与头正中线相交处，按压有凹陷。

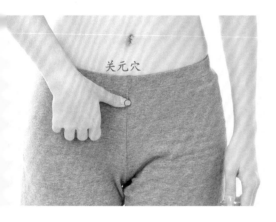

定关元穴：在下腹部，脐中下 3 寸，前正中线上，肚脐中央向下 4 横指处即是。

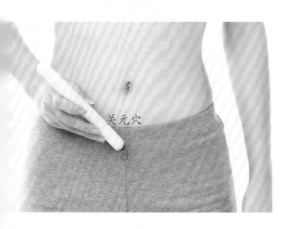

灸关元穴：艾条灸 10~15 分钟，每日 1 次。

灸百会穴：艾条灸 10~15 分钟，每日 1 次。

冠心病

　　冠心病，中医上称为"真心痛"，是因冠状动脉发生粥样硬化而产生管腔的狭窄或闭塞，导致心肌缺血缺氧而引起的心脏病。其临床表现以心律不齐、心绞痛、心力衰竭、心肌梗死等为特征。同时心电图可有心肌缺血相应的图像变化。

专家提醒

　　冠心病在早期就用艾灸的方式来治疗，效果好，安全稳定。治疗期间要保持心情舒畅、乐观，不要熬夜、酗酒等。饮食上也要清淡，最好不要食用动物性脂肪。在艾灸期间，还可以吃食用三七粉，一般取3~5克，温开水冲服即可，注意防止呛咳。

寒凝心脉型

　　心痛每次因受寒而猝然发作，心痛如绞，疼痛彻背，体寒畏冷，甚则肢末不温，出冷汗，心悸气短。治疗宜温阳通痹，活血化瘀。

艾灸疗法

　　主穴：心俞穴、厥阴俞穴、内关穴。**配穴**：通里穴、膻中穴。
　　方法：❶ 直接灸：每穴灸5或7壮，每日1次，10日为1疗程，疗程间隔5日。❷ 艾条灸：每穴灸10~15分钟，每日1次，10日为1疗程，疗程间隔5日。

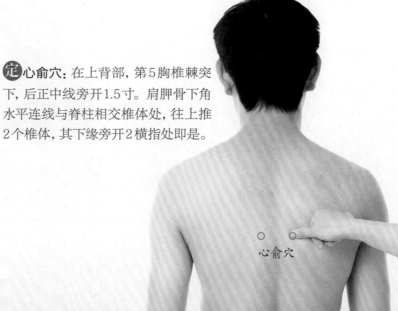

定 心俞穴：在上背部，第5胸椎棘突下，后正中线旁开1.5寸。肩胛骨下角水平连线与脊柱相交椎体处，往上推2个椎体，其下缘旁开2横指处即是。

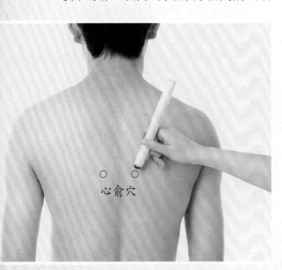

灸 心俞穴：艾条灸10~15分钟，每日1次。

取穴方义

心俞穴、厥阴俞穴：温通心和心包经，理气活血；

内关穴、通里穴：理气通络而止心痛；

膻中穴：调气宽胸。

刮痧疗法

可以选用先刮痧后艾灸的方式，先刮后背心俞穴附近、前胸的膻中穴附近，再做温和灸或灸盒温灸，以加强疗效。

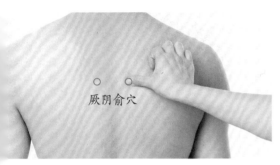

定 厥阴俞穴：在上背部，第4胸椎棘突下，后正中线旁开1.5寸。低头屈颈，颈背交界处椎骨高突向下推4个椎体，下缘旁开2横指处。

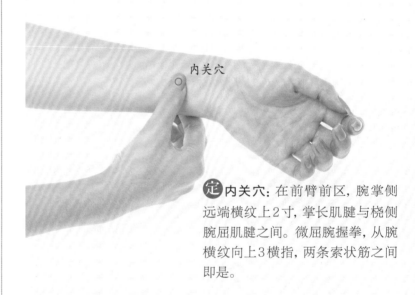

定 内关穴：在前臂前区，腕掌侧远端横纹上2寸，掌长肌腱与桡侧腕屈肌腱之间。微屈腕握拳，从腕横纹向上3横指，两条索状筋之间即是。

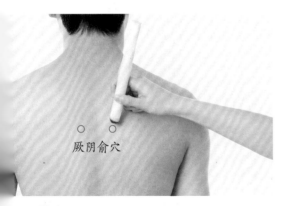

灸 厥阴俞穴：艾条灸10~15分钟，每日1次。

灸 内关穴：艾条灸10~15分钟，每日1次。

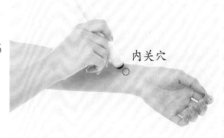

瘀血阻络型

主要症状是心胸疼痛，如刺如绞，痛有定处，胸闷短气，心悸不宁。治疗宜通络止痛。

艾灸疗法

主穴：心俞穴、巨阙穴、膈俞穴。**配穴**：内关穴、郄门穴。

方法：❶ 直接灸：每穴灸5或7壮，每日1次，10日为1疗程，疗程间隔5日。❷ 艾条灸：每穴灸10~15分钟，每日1次，10日为1疗程，疗程间隔5日。

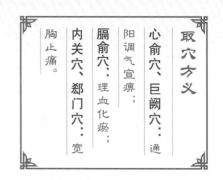

取穴方义

心俞穴、巨阙穴……通阳调气宣痹；

膈俞穴……理血化瘀；

内关穴、郄门穴……宽胸止痛。

定 心俞穴：在上背部，第5胸椎棘突下，后正中线旁开1.5寸。肩胛骨下角水平连线与脊柱相交椎体处，往上推2个椎体，其下缘旁开2横指处即是。

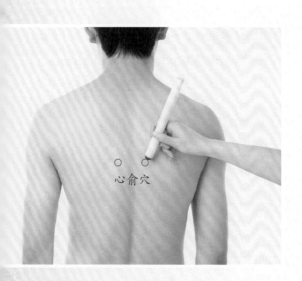

灸 心俞穴：艾条灸10~15分钟，每日1次。

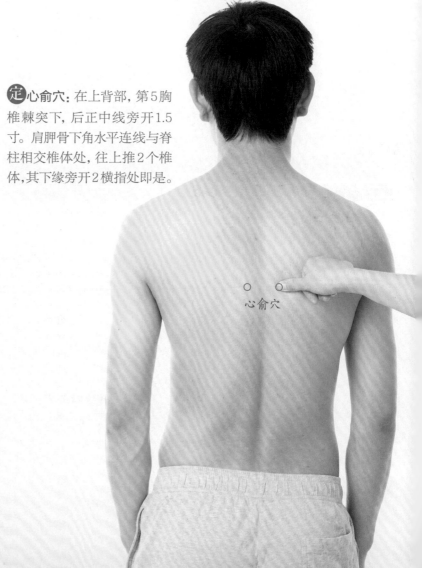

心俞穴

灸盒温灸

用多孔灸盒，先灸后背30分钟，后灸前胸30分钟，每日1次，10日为1疗程，疗程间隔5日。

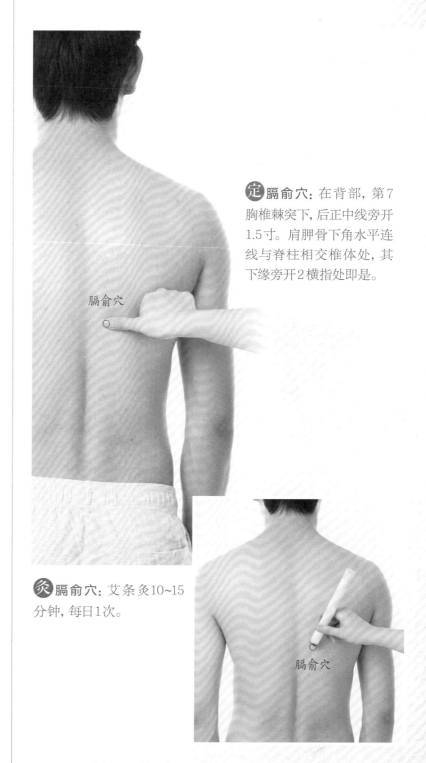

定 膈俞穴：在背部，第7胸椎棘突下，后正中线旁开1.5寸。肩胛骨下角水平连线与脊柱相交椎体处，其下缘旁开2横指处即是。

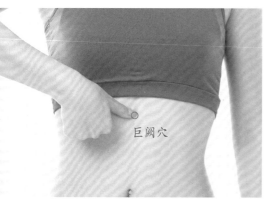

定 巨阙穴：在上腹部，脐中上6寸，前正中线上，肚脐与胸剑联合之间的上1/4处即是。

灸 膈俞穴：艾条灸10~15分钟，每日1次。

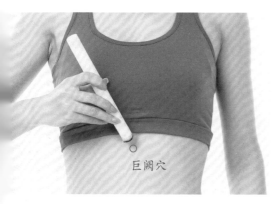

灸 巨阙穴：艾条灸10~15分钟，每日1次。

糖尿病

中医称之为"消渴"。现代医学认为，糖尿病是由胰脏负责内分泌的胰岛细胞功能减退所致，多发生于喜食肥甘厚腻之人，且多发生于中年以后，近年来小儿糖尿病也呈现逐渐上升趋势。

常见症状有"三多一少"，"三多"指多饮、多食、多尿，"一少"指消瘦。尿频症状夜间尤甚，类似清水的尿液中含有大量的糖分，有烂苹果味。伴随症状有口渴、疲倦、头痛、失眠、皮肤干燥、瘙痒、坏疽、坐骨神经痛、白内障、视网膜炎、手脚酸麻、神经痛、膝腱反射消失、血压异常、昏迷等。男性患者可出现性欲减退或淋病，女性患者可出现月经不调或严重的阴部瘙痒症状。

取穴方义
至阳穴：理气宽胸、疏利少阳经气；
肝俞穴：疏肝利胆；
脾俞穴：健脾和胃、益气强身、增强消化；
肾俞穴：补肾、滋阴补肾；
京门穴：健脾通淋；
期门穴：疏肝理气；
梁门穴：调和中焦；
地机穴：调气养血。

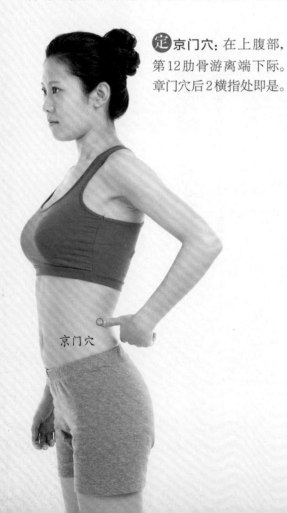

京门穴

定 京门穴：在上腹部，第12肋骨游离端下际。章门穴后2横指处即是。

定 期门穴：在胸部，第6肋间隙，前正中线旁开4寸。正坐或仰卧，自乳头垂直向下推2个肋间隙，按压有酸胀感处即是。左侧为左期门穴。

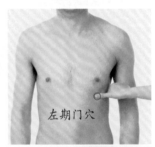

左期门穴

定 梁门穴：在上腹部，脐中上4寸，前正中线旁开2寸。仰卧，取肚脐与胸剑联合连线的中点，再水平旁开3横指处即是。左侧为左梁门穴。

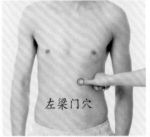

左梁门穴

定 地机穴：在小腿内侧，阴陵泉下3寸，胫骨内侧缘后际。先找到阴陵泉，直下4横指即是。

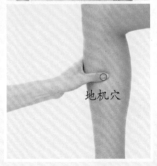

地机穴

专家提醒

糖尿病患者抵抗力差，施灸部位容易化脓，必须从小量艾灸开始，建议先每穴灸3壮，逐渐增加到5壮；若口渴症状加重，可加灸太溪穴，女性患者可加灸三阴交穴；此类患者足部容易发冷，可以坚持用艾草煮水泡脚，佩用艾草鞋垫。平时一定要养成良好的饮食习惯，细嚼慢咽，这比任何治疗都有意义。

艾灸疗法

选穴： 无极保养灸的基础穴（见第168页），增加至阳穴、肝俞穴、脾俞穴、肾俞穴、京门穴、左期门穴、左梁门穴、地机穴。

方法： ❶ 直接灸：每穴3壮，每日1次，可以坚持常年施灸。❷ 艾条灸：每穴灸10~15分钟，每日1次。

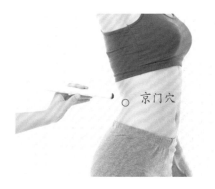

京门穴

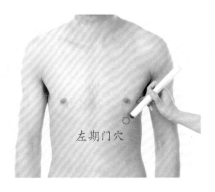

左期门穴

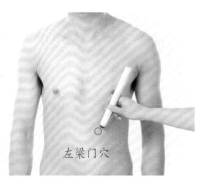

左梁门穴

灸**京门穴**：艾条灸10~15分钟，每日1次。

灸**左期门穴**：艾条灸10~15分钟，每日1次。

灸**左梁门穴**：艾条灸10~15分钟，每日1次。

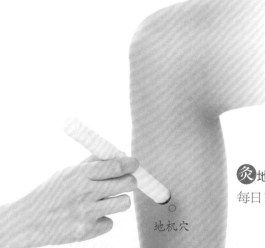

地机穴

灸**地机穴**：艾条灸10~15分钟，每日1次。

灸盒温灸

先灸后背30分钟，后灸腹部20分钟，每日1次，可以坚持常年施灸。

高脂血症

高脂血症是脂质代谢或运转失常使血浆中一种或几种脂质高于正常的一种代谢性疾病，常表现为高胆固醇血症、高三酰甘油血症，或两者兼有。原发性高脂血症主要由胆固醇和脂肪酸等摄入过多等饮食因素所致。

中医认为本病是因饮食不节，过食肥甘，损伤脾胃，或素体脾虚痰盛，痰浊内生而成，本虚为肝脾肾三脏皆虚。治疗以健脾、养肝、补肾、化痰、活血为主。

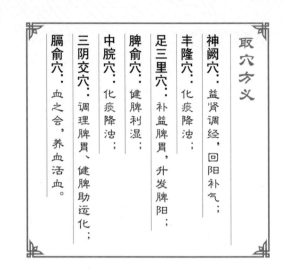

取穴方义

神阙穴：益肾调经，回阳补气；

丰隆穴：化痰降浊；

足三里穴：补益脾胃，升发脾阳；

脾俞穴：健脾利湿；

中脘穴：化痰降浊；

三阴交穴：调理脾胃、健脾助运化

膈俞穴：血之会，养血活血。

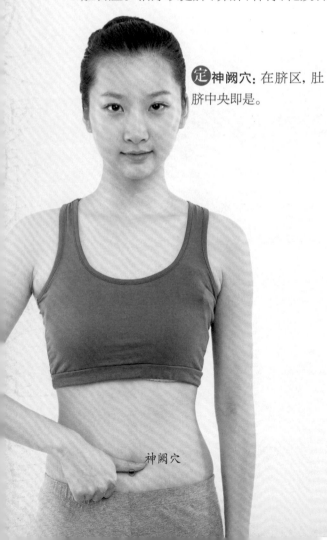

神阙穴

定 **神阙穴**：在脐区，肚脐中央即是。

定 **丰隆穴**：在小腿外侧，外踝尖上8寸，胫骨前肌的外缘。坐位屈膝，先找到足三里，向下6横指凹陷处即是。

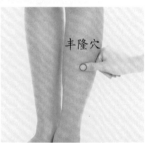

丰隆穴

定 **足三里穴**：在小腿前外侧，犊鼻下3寸，外膝眼与解溪连线上。站位弯腰，同侧手虎口围住髌骨上外缘，余四指向下，中指指尖处即是。

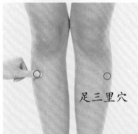

足三里穴

定 **脾俞穴**：在下背部，第11胸椎棘突下，后正中线旁开1.5寸。肚脐水平线与脊柱相交椎体处，往上推3个椎体，其上缘旁开2横指处即是。

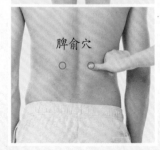

脾俞穴

专家提醒

　　艾灸期间要配合饮食控制（首选建议吃素）及适当运动；适宜饮用艾草茶。灸后半个月，失眠、腰酸等症状一般能得到改善，这些指标的改善程度与病人并发症有关。

艾灸疗法

　　主穴：神阙穴、丰隆穴、足三里穴、脾俞穴。**配穴**：中脘穴、三阴交穴、膈俞穴。

　　方法：❶ 直接灸：除神阙穴之外，每穴灸5或7壮，每日1次，10日为1疗程。❷ 艾条灸：每穴灸10~15分钟，每日1次。

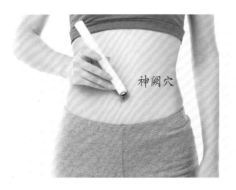 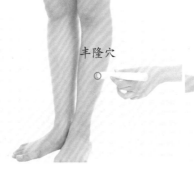 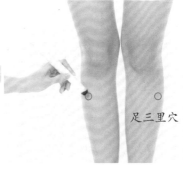

灸神阙穴：艾条灸10~15分钟，每日1次。

灸丰隆穴：艾条灸10~15分钟，每日1次。此穴一般比周围要敏感，按摩时会有轻微疼痛感。艾灸前按压1~3分钟，可化痰浊而降血脂。

灸足三里穴：艾条灸10~15分钟，每日1次。

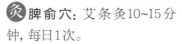

灸脾俞穴：艾条灸10~15分钟，每日1次。

灸盒温灸

先灸后背30分钟，再灸神阙周围20分钟，每日1次。

牛皮癣

牛皮癣，现代医学称之为银屑病。本病多由风湿热毒蕴郁肌腠之间所致。好发于项部，其次为肘窝、腘窝、会阴及大腿内侧等。皮肤增厚，上被少量鳞屑，有苔藓样改变，瘙痒呈阵发性，尤以受热或夜间为甚。特点是局部奇痒，搔抓后呈丘疹状，日久皮肤形成苔藓化，局部肥厚、干燥。

🍐专家提醒

平时应保持情志平和，不建议过于急躁。皮损处不建议搔抓，以免感染；局部瘙痒，可以用艾条局部温和灸。

风热夹瘀型

主要症状有皮损成片，粗糙肥厚，或伴有红斑、血痂、瘙痒阵发等。治疗宜祛风清热，凉血化瘀。

艾灸疗法

主穴：大椎穴、曲池穴、风市穴。**配穴**：阿是穴、百虫窝穴。

方法：❶ 直接灸：取蒜汁少许涂抹在腧穴上，在穴位上施灸，每穴3壮，每日1次，10日为1疗程。❷ 药物温和灸：取陈艾绒、白芷（研细）、苍术（研细）各150克，硫黄（研细）60克，制成药物艾条，每穴10~15分钟，每日1次，10日为1疗程，局部皮损可以多灸。

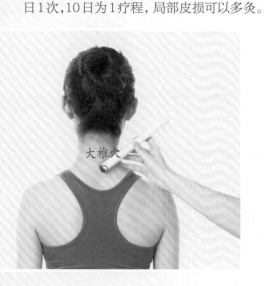

灸**大椎穴**：温和灸10~15分钟，每日1次，10日为1疗程，局部皮损可以多灸。

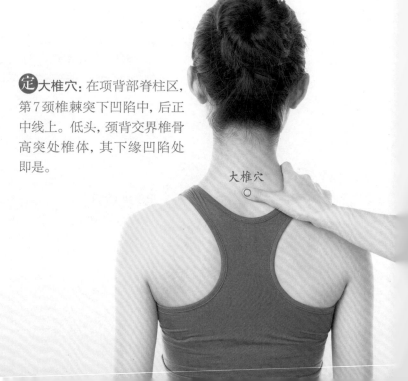

定**大椎穴**：在项背部脊柱区，第7颈椎棘突下凹陷中，后正中线上。低头，颈背交界椎骨高突处椎体，其下缘凹陷处即是。

取穴方义

大椎穴、风市穴：疏散风热；

曲池穴：凉血化瘀；

阿是穴：皮损周围，疏通局部气血；

百虫窝穴①：止痒。

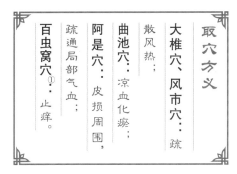

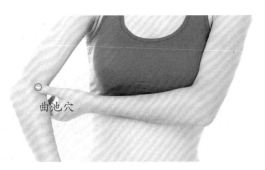

定 曲池穴：在肘部，尺泽与肱骨外上髁连线的中点处。屈肘成直角，先找到肘横纹终点，再找到肱骨外上髁，两者连线中点处。

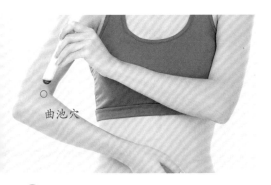

灸 曲池穴：温和灸10~15分钟，每日1次，10日为1疗程，局部皮损可以多灸。

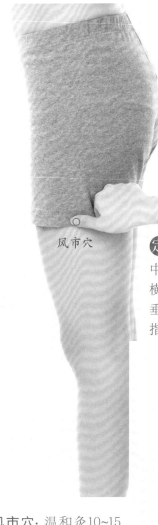

风市穴

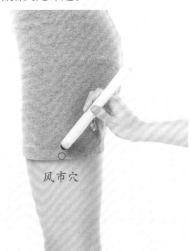

风市穴

定 风市穴：在大腿外侧中线上，当臀下横纹与腘横纹之间中点处。直立垂手，手掌并拢伸直，中指指尖处即是。

灸 风市穴：温和灸10~15分钟，每日1次，10日为1疗程，局部皮损可以多灸。

①百虫窝穴：屈膝，位于大腿内侧，髌底内侧端上3寸，即血海穴上1横指处即是。可祛风活血，驱虫止痒。主治荨麻疹、风疹、皮肤瘙痒症、湿疹等。

血虚风燥型

　　主要症状有皮损色淡或灰白,肥厚粗糙,状如牛领之皮,瘙痒脱屑等。治疗宜养血祛风,润燥止痒。

艾灸疗法

　　主穴:膈俞穴、脾俞穴、肾俞穴。**配穴:**阿是穴、曲池穴、三阴交穴。

　　方法: ❶ 直接灸:取蒜汁少许涂抹在腧穴上,在穴位上施灸,每穴3壮,每日1次,10日为1疗程。❷ 药物温和灸:取陈艾绒、白芷(研细)、苍术(研细)各150克,硫黄(研细)60克,制成药物艾条,每穴灸10~15分钟,每日1次,10日为1疗程,局部皮损可以多灸。

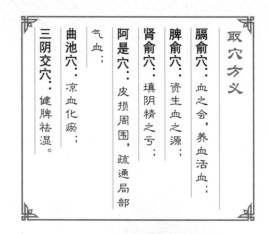

取穴方义

膈俞穴:血之会,养血活血;

脾俞穴:资生血之源;

肾俞穴:填阴精之亏;

阿是穴:皮损周围,疏通局部气血;

曲池穴:凉血化瘀;

三阴交穴:健脾祛湿。

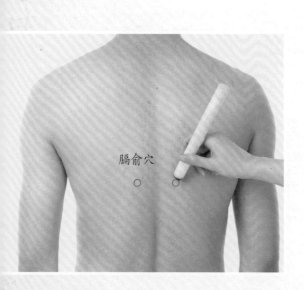

灸膈俞穴:温和灸10~15分钟,每日1次,10日为1疗程,局部皮损可以多灸。

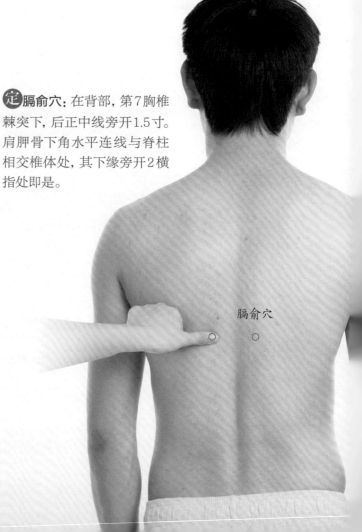

定膈俞穴:在背部,第7胸椎棘突下,后正中线旁开1.5寸。肩胛骨下角水平连线与脊柱相交椎体处,其下缘旁开2横指处即是。

膈俞穴

蒜泥敷灸

取大蒜适量，捣如泥膏状，敷于皮损局部，覆盖纱布，用胶布固定，每次敷灸1日，每周敷1次。

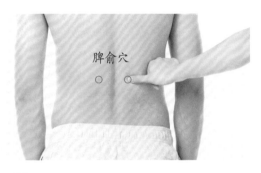

定 脾俞穴：在下背部，第11胸椎棘突下，后正中线旁开1.5寸。肚脐水平线与脊柱相交椎体处，往上推3个椎体，其上缘旁开2横指处即是。

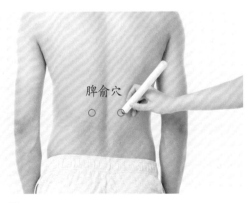

灸 脾俞穴：温和灸10~15分钟，每日1次，10日为1疗程，局部皮损可以多灸。

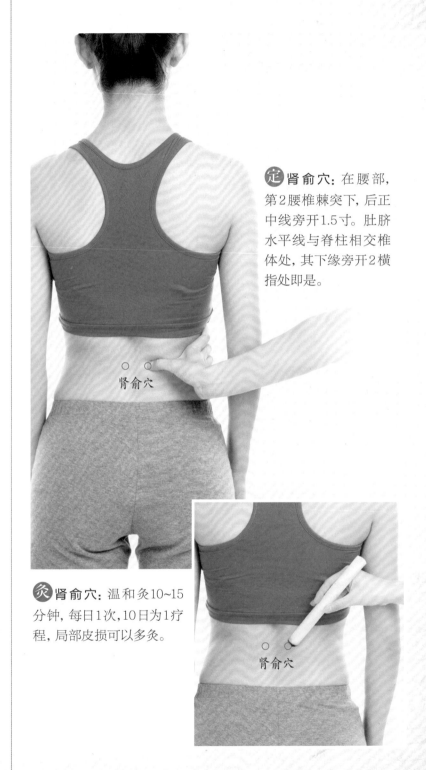

定 肾俞穴：在腰部，第2腰椎棘突下，后正中线旁开1.5寸。肚脐水平线与脊柱相交椎体处，其下缘旁开2横指处即是。

灸 肾俞穴：温和灸10~15分钟，每日1次，10日为1疗程，局部皮损可以多灸。

乙型肝炎

中医认为乙型肝炎常以正气虚弱为本、邪实为标。在治则上，当以扶正为主，祛邪为辅。本病在肝，而累及脾肾，久则肝、脾、肾三脏皆病，必须以此选方遣药。灸法是以强健身体、调整免疫功能为主，因此用灸法治疗则比较简单，只要选对主穴就可以统治诸疾。能使脾胃健壮，增加营养，调整免疫，抵抗病毒，自能消除症状，促进肝细胞及肝功能的恢复。

专家提醒

休养在治疗乙肝的过程中起着重要作用，对乙肝病人来说应放在首位。因为这种病除爆发型以外，都病程缓慢。有的人患病多年自己还未察觉，一旦发现，也不可能立即治愈，要有休息9个月到1年的思想准备。不宜从事体力劳动，卧床休息能增加肝脏血流量，便于肝功能的恢复和肝细胞的修复。

湿热困脾型

初感此病，其病因多为湿热之邪犯肝困脾，症见寒热口苦、黄疸、恶心、呕吐、舌胖大、苔厚腻、食欲减退、小便黄、腹胀胁痛、四肢倦怠、脉弦数等，本型相当于急性乙型肝炎，虽有湿热，但不像急性黄疸型肝炎（甲型）那样突出，仍以虚弱为主。若配合中药清肝利湿之剂更为理想。或者针灸并用，多针少灸亦无不可。

艾灸疗法

主穴：肝俞穴、阳陵泉穴。**配穴**：大椎穴、中脘穴、阴陵泉穴。

方法：每穴直接灸7壮。

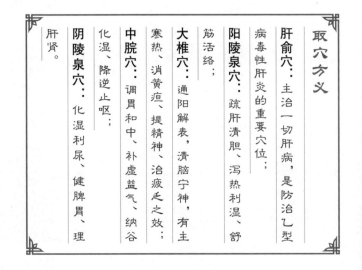

取穴方义
肝俞穴：主治一切肝病，是防治乙型病毒性肝炎的重要穴位；
阳陵泉穴：疏肝清胆、泻热利湿、舒筋活络；
大椎穴：通阳解表，清脑宁神，有主寒热、消黄疸、提精神、治疲乏之效；
中脘穴：调胃和中、补虚益气、纳谷化湿、降逆止呕；
阴陵泉穴：化湿利尿、健脾胃、理肝肾。

注：灸法治疗乙肝是谢锡亮教授多年的经验总结。书中用艾条的形式示意，倘若用灸法来治疗乙肝，主穴、配穴均要采用直接灸的方式。

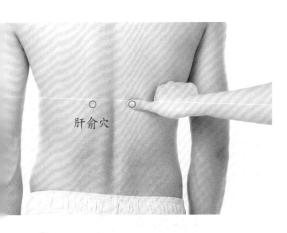

定肝俞穴：在背部，第9胸椎棘突下，后正中线旁开1.5寸。肩胛骨下角水平连线与脊柱相交椎体处，往下推2个椎体，其下缘旁开2横指处即是。

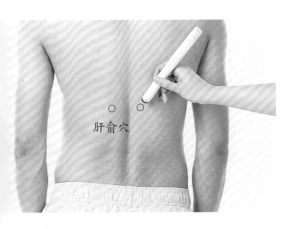

灸肝俞穴：直接灸7壮。

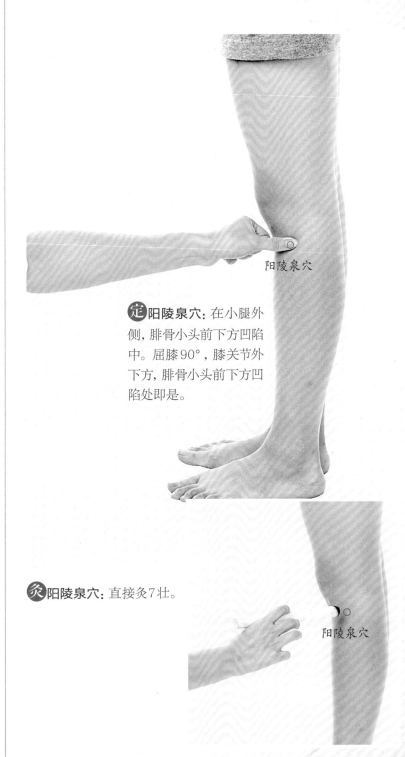

定阳陵泉穴：在小腿外侧，腓骨小头前下方凹陷中。屈膝90°，膝关节外下方，腓骨小头前下方凹陷处即是。

灸阳陵泉穴：直接灸7壮。

脾胃虚弱型

　　肝邪克伐脾胃日久，致使脾失健运、胃失和降，造成脾胃两虚，不能摄取饮食精微以濡养全身，则见发干形瘦，精神萎靡，眩晕，食欲缺乏，脘腹胀满，大便溏泻，周身无力，肢体酸困或水湿不化，形成水肿、腹水、脉弦缓等。本型相当于慢性乙型肝炎，人以水谷为本，治疗以健脾益胃为主。

艾灸疗法

主穴： 肝俞穴、脾俞穴、足三里穴。
配穴： 中脘穴、阴陵泉穴、三阴交穴。
方法： 每穴直接灸7壮。

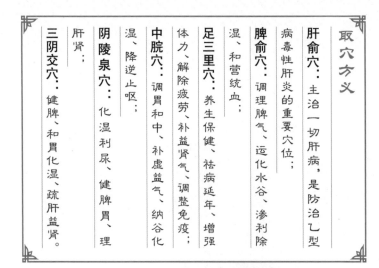

取穴方义

肝俞穴：主治一切肝病，是防治乙型病毒性肝炎的重要穴位；

脾俞穴：调理脾气、运化水谷、渗利除湿、和营统血；

足三里穴：养生保健、祛病延年、增强体力、解除疲劳、补益肾气、调整免疫；

中脘穴：调胃和中、补虚益气、纳谷化湿、降逆止呕；

阴陵泉穴：化湿利尿、健脾胃、理肝肾；

三阴交穴：健脾、和胃化湿、疏肝益肾。

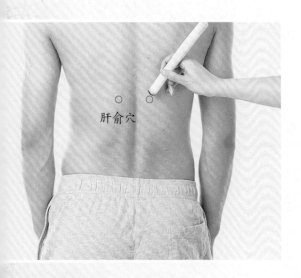

灸 肝俞穴： 直接灸7壮。

定 肝俞穴： 在背部，第9胸椎棘突下，后正中线旁开1.5寸。肩胛骨下角水平连线与脊柱相交椎体处，往下推2个椎体，其下缘旁开2横指处即是。

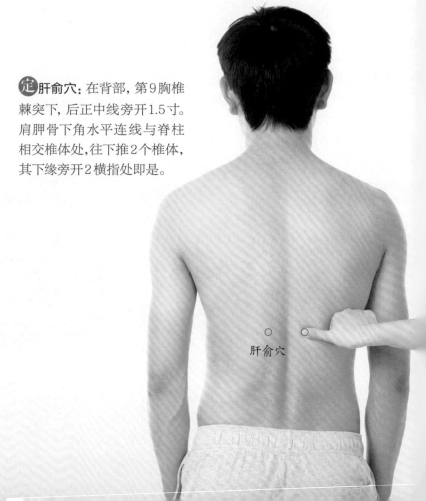

肝俞穴

专家提醒

　　情绪要乐观向上，千万不要恼怒焦虑、失望悲观，必须坚定意志，树立战胜疾病的精神和信心。饮食上以清淡素食为主，多吃含植物性蛋白质的食物（如大豆、芦笋、花生等），适量吃水果。不要喝酒，少吃或不吃肥甘油腻的食物。在治疗期间，要忌房事、妊娠。不要乱用药，也不要着急过多过早化验，肝功能恢复较快，而乙肝五项抗原消失、抗体出现较慢，一般3~6个月或更长时间才会改变。

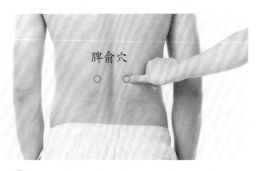

定 脾俞穴：在下背部，第11胸椎棘突下，后正中线旁开1.5寸。肚脐水平线与脊柱相交椎体处，往上推3个椎体，其上缘旁开2横指处即是。

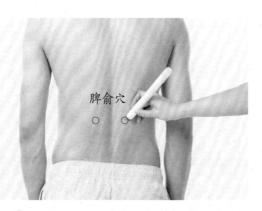

灸 脾俞穴：直接灸7壮。

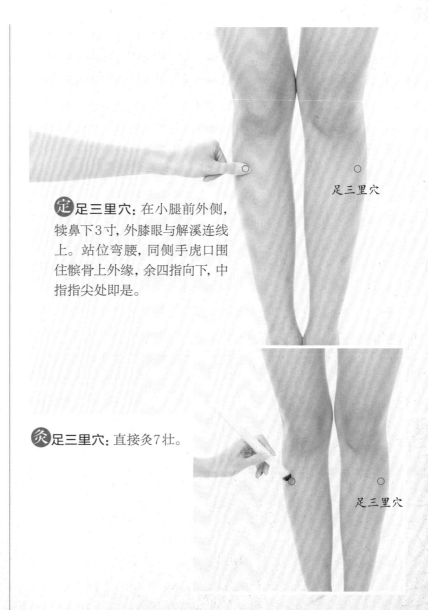

定 足三里穴：在小腿前外侧，犊鼻下3寸，外膝眼与解溪连线上。站位弯腰，同侧手虎口围住髌骨上外缘，余四指向下，中指指尖处即是。

灸 足三里穴：直接灸7壮。

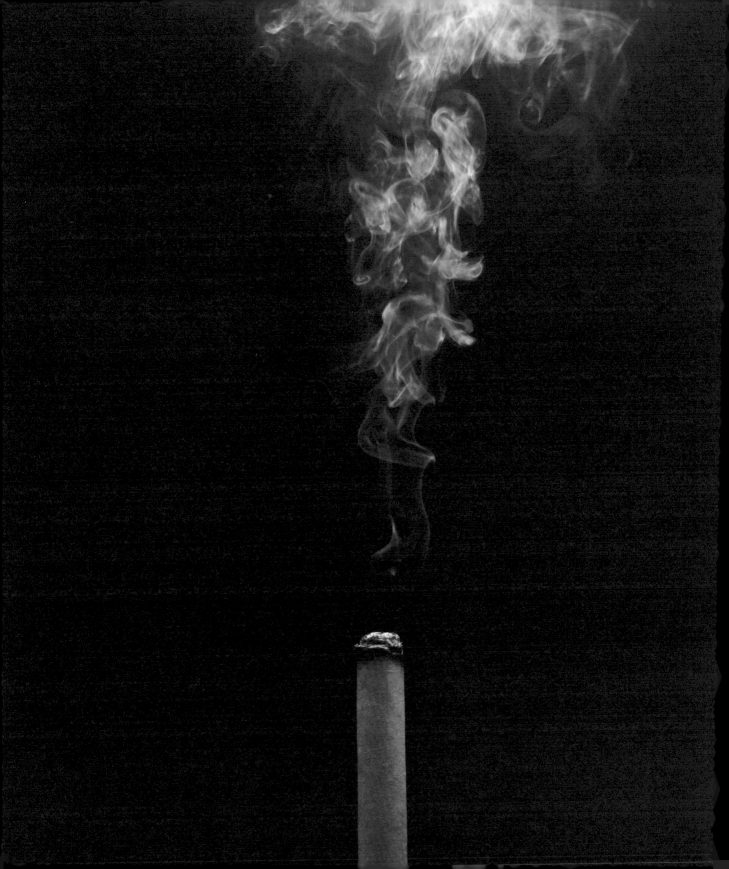

第四章 活到百岁的长寿名灸

古老的艾灸疗法，是中国传统医学中的一朵奇葩，一直在为人类的繁衍生息做出巨大的贡献。它简单易学、疗效显著、安全可靠，深受老百姓的喜爱。

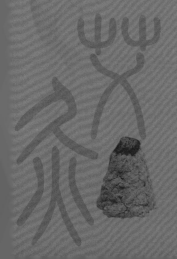

中国流传千年的长寿灸法

1973年在我国湖南长沙马王堆三号汉墓出土了《足臂十一脉灸经》《阴阳十一脉灸经》两部帛书，这是迄今发现的最早有关经脉论述的专著，也是世界上首次记载灸疗的医学典籍。《足臂十一脉灸经》记录了78种疾病，《阴阳十一脉灸经》记载了147种疾病，其治疗方法都是艾灸。可见中国人用灸治疾至少有2500多年的历史。

孔子长寿归功于无病自灸

《庄子》记载："丘（孔子，名丘）所谓无病而自灸也。"从中可知，孔子重视预防，无病防病，自己常做艾灸保健。因为艾灸能够祛病缓疾、延年益寿，在那个年代，孔子算是高寿而终。

孟子与"七年之病求三年艾"

《孟子》曰："今之欲王者，犹七年之病求三年之艾也。苟为不蓄，终身不得。"孟子借艾与疾病的关系谈治国之道，意思是说想要得到天下的人，就要实行仁政、积累人气，获得民众支持。

上文说明那个时候人们已经把艾作为灸材使用，如果单纯地将"三年之艾"理解为"三年的陈艾"，显得很狭隘。古人说"病来如山倒，病去如抽丝"，所以理解为，得了七年之久的病，需要做三年（"三"是虚指，此处表示多年）的艾灸，更为恰当。

古代皇帝、文豪都艾灸

宋朝有多个灸疗事件的记载，包括宫廷帝王、官宦士族及民间百姓使用艾灸疗法，说明当时艾灸的普遍流行。

据《宋史》记载，宋太宗赵光义曾患病，太祖赵匡胤去探望，还亲手为其烧艾草治病。赵光义觉疼痛，太祖便在自己身上体验，以试疼痛，可见手足情深。现在"灼艾分痛"这个成语就用来比喻兄弟友爱之情。

北宋大文豪欧阳修传世墨宝不多，但在北京故宫博物院却收藏着一份《灼艾帖》，其内容是说欧阳修的长子欧阳发曾经接受过艾灸的治疗，欧阳修认为艾灸是一门学问，值得探讨与研究。

王羲之在《太常帖》上记载了太常（祭祀的官）肩胛疼痛，经过灸疗痊愈。虽然是一个普通的书贴，却说明当时灸法的盛行。

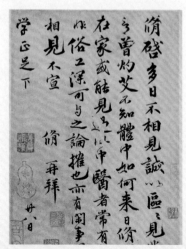

欧阳修《灼艾帖》

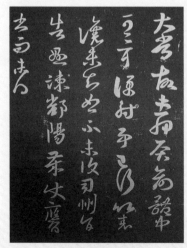

王羲之《太常帖》

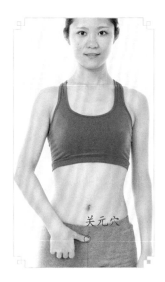
关元穴

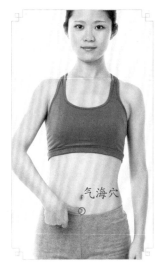
气海穴

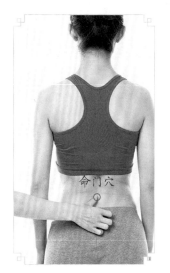
命门穴

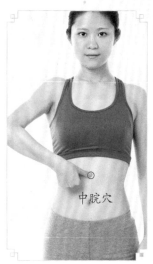
中脘穴

扁鹊长寿四穴：关元穴、气海穴、命门穴、中脘穴

《扁鹊心书》大力提倡保健灸法，指出"人于无病时，常灸关元、气海、命门、中脘，虽未得长生，亦保百余年寿矣"。

关元穴为足太阴脾经、足少阴肾经、足厥阴肝经、任脉四脉的交会穴，为男子藏精、女子盛血之处。

气海穴为生气之海，与关元同为下焦要穴。《针灸资生经》说："以为元气之海，则气海者，盖人元气所生也。"

中脘穴是手太阳小肠经、手少阳三焦经、足阳明胃经、任脉四脉之会，又为胃之募穴，六腑之会。凡腑病皆可治之。中脘为中焦之主穴，旁通四肢，有化食化痰之功能。

关元穴

取穴：在脐下腹中线3寸，仰卧取之。

功能：培补真元之气、填精、滋阴、补阳、活血。

灸法：直接灸5或7壮。

气海穴

取穴：在脐下腹中线1.5寸处，仰卧取之。

功能：补益脏真，固元气，回生气，壮肾阳。

灸法：直接灸5或7壮。

命门穴

取穴：在第2腰椎棘突下凹陷处，与肚脐相平。

功能：壮阳固脱，补肾，引火归元，调和阴阳。

灸法：直接灸5或7。

中脘穴

取穴：在脐上4寸处，剑突与脐之中间即是。

功能：强胃健脾，化湿理中，升阳益气。

灸法：直接灸5或7壮。

用比较纯的艾绒做成米粒大小的艾炷，在上述穴位上施灸，最好在别人的协助下施灸。如果不做直接灸，可以用灸盒温灸，也可以用艾条灸，但功效不如直接灸。直接灸法在操作熟练之后并不难，也很安全。

鲍姑——艾灸治疣第一人

在广州越秀区三元宫有一座鲍姑宝殿，供奉着伟大的女灸师鲍姑。"鲍仙姑，东晋女道士，精医术，擅灸。取越秀山红脚艾，灸赘瘤，瘤应手坠地，日救活人无数，后人感其德遂设祠祀之。"这段文字记载了东晋时鲍姑用灸法治疗病毒疣的故事。

鲍姑的一生，几乎都在广州度过，行医采药，足迹广阔。鲍姑医道精湛，擅长灸法，以治赘疣与赘瘤著名。医书记载"肉起为疣，血聚为瘤"，对于这种病，鲍姑总结了历代人们治病的经验，因地制宜，就地取材，采用了在越秀山麓生长的红脚艾，进行灸疗。

现代治疗病毒疣的方法

首先选择最先出现或最大的疣，选取高纯度的艾绒，做成比疣体稍小的"宝塔形"艾炷，放置在疣的表面上，用线香轻轻点燃，此为1壮。待1壮燃尽后，再点1壮，连续7壮为1个治疗单元。对于比较大的疣，可以适当多灸，数十壮都可以。但在颜面、皮肤暴露的地方，疣比较小的部位，可以采取1次或最多3次为一个治疗单元，多次以后，疣体可以自然脱落，直至痊愈。

治疗女性子宫颈HPV感染的方法

女性子宫颈HPV感染，参照前文带下病来治疗即可。我们可以采用无极保养灸基础穴（见第170页）为主要选穴，根据患者的不同情况，酌情添加，一般增加曲骨穴、次髎穴、三阴交穴即可。需要坚持施灸2~3个月，才能起到很好的治疗效果。

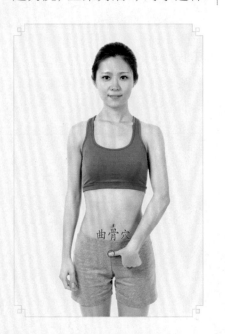

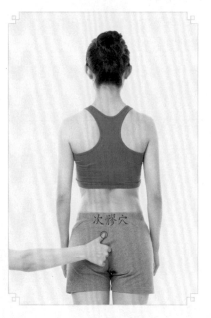

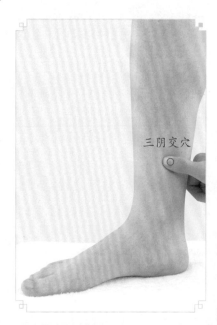

壮医药线点灸疗法

壮医药线点灸疗法是流传于壮族民间的一种传统医疗方法，至今仍然在广西各地广为流传。

主要功效：

1.消炎退热。如感冒发热的病人，可以用药线点灸退热；痔疮发炎肿胀，可通过点灸消炎消肿。

2.祛风止痒。对皮肤瘙痒及荨麻疹有较好疗效，临床资料证明，点灸后确能起到祛风止痒的作用。

3.通络止痛。对各种痛症如头痛、痛经、肌肉扭伤痛等，有明显的疗效。

4.消肿散结。可治疗各种肿块性疾病，如乳腺小叶增生、脂肪瘤、局部扭伤肿痛等。

5.健脾消食。对小儿厌食有较好的疗效，对成人食欲不振者，亦能增强食欲。

6.温中止泻。对脾胃虚寒的泄泻有较好的疗效。

7.温经通痹。对风寒湿毒引起的关节痹痛，有较好的疗效。

8.活血止血。可用于各种出血症，既能止血，又能活血，关键在于选好穴位。

9.宁心安神。可以用于各种亚健康状态引起的失眠或头晕。

10.强壮补益。

壮医药线点灸所需要的材料有药线、酒精灯，分四步进行，具体操作如下：

1.应用时，根据病情，令患者坐位或卧位，让患处充分暴露所选定的穴区或病灶部位。

2.整线，把松散的药线搓紧。

3.以右手拇指、食指夹持药线的一端，露出线头1~2厘米。将一端在酒精灯上点燃，只需线头有火星即可。

4.对准穴区快速点灸，如雀啄食，一触即起，此为1壮，或以火灭为1壮，一般一穴点灸1壮即可。

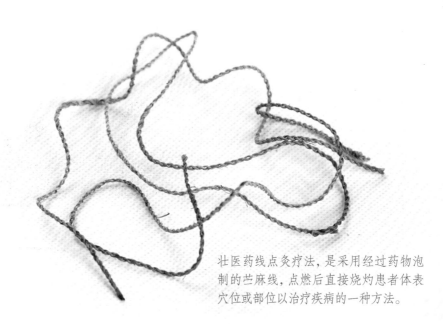

壮医药线点灸疗法，是采用经过药物泡制的苎麻线，点燃后直接烧灼患者体表穴位或部位以治疗疾病的一种方法。

蒙医的灸法亮点

蒙医灸疗是在人体体表的特定穴位给以温热刺激，达到预防和治疗疾病目的的一种外治疗法。蒙医灸疗法具有鲜明的蒙古族特色，蒙古族人民长期居住高原，以游牧、打猎为生，由于寒冷的自然环境和游牧生活习惯，经常患寒性疾病，蒙古族人民很早就学会使用温热方法治疗。

灸疗所用器具分为不同种类，常用灸疗有白山蓟灸、西河柳灸、火把灸、蒙古灸四种。

1. 白山蓟灸: 是常用的一种灸法，又分直接灸和间接灸两种。直接灸是将白山蓟轧制成艾炷直接放在穴位上施灸。间接灸是在白山蓟轧制的艾炷和穴位表皮之间另放其他物质再施灸，如隔姜灸、隔蒜灸等。或将白山蓟制成灸条，点燃一头，置距穴位表皮约3厘米处施灸。

2. 西河柳灸: 取一条西河柳，长约10厘米，直径约1厘米，用刀将皮削光（根据所需两头直径可以不同）呈圆柱形，然后将西河柳放入芝麻油锅或豆油锅内煮沸，趁热取出一条置于所选穴位上热熨。在穴位上垫两层纱布，即隔布灸。为保持热力持续不间断，可以交替使用两条西河柳。此法主要应用于食道癌、胃癌等疑难危重疾病。一般每处灸10~30分钟，但可根据病情及患者的体质等适当延长。

3. 火把灸: 将棉花揉成小圆球状，大小根据施术部位的面积而定，把棉球蘸芝麻油点燃后，直接置于病痛部位。当患者感觉灼痛时，换棉球再灸，以局部皮肤稍红润为度。此灸法主要适用于后背部炭疽、乳腺癌等重症或疼痛较剧烈者。

4. 蒙古灸: 将小茴香与黄油搅拌后，放进铁锅里用温火加热，待其颜色变黄后取出，用白净羊毛毡包裹，置于应灸部位温熨。

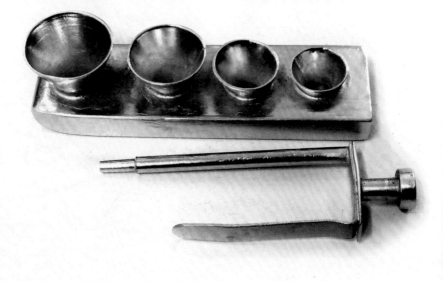

把配好的白山蓟，放进灸炷模里捣紧，从模底的掏孔里掏出。这种器具叫"模炷"。

回医的特色灸法

1. 熏灸疗法：将香药（降香、乳香、没药、红花、茴香等混合而成）和艾绒一起放在一个圆形的器皿或特定的物体中点燃，利用香药的功效（按君臣佐使配伍，因人而异，因病而异）熏特定的部位。

2. 药灸疗法：一种是将香药和艾绒按照《杨氏家藏方》中的配伍放到石臼中捣成绒状，用黄纸卷制成药艾棒，点燃灸人体窍穴或病患处。或将香药制成药饼，将药饼放于人体窍穴及特定部位，上面放置陈年艾绒燃之，每个部位5~10分钟，主要针对骨质增生、关节疼痛、足跟痛等疾病。一种是把新鲜的香药捣成糊状，敷于局部皮肤或病灶上，直接刺激产生水疱达到治疗疾病的目的。如将毛茛科植物茴茴蒜（俗称鸭脚趾、鹅巴掌）捣烂，取黄豆大一块隔纱布敷合谷穴处，左痛敷右，右痛敷左，治疗牙痛。

3. 烙灸疗法：将刺激性药物或大小形式不等的金属器械烧热后，直接置于皮肤上，烧烙皮肤，令其破损、溃烂、流脓，而不能早用生肌收口之药，必令其脓外流，则体内之恶液因之排出，然后施用生肌收口的药，加强机体自然抗病能力，促进四性、四液平衡，使之恢复正常功能，是一种外治疗法。

4. 蜡捻灸法：蜡捻灸是流行于宁夏回族民间的一种特殊灸法。就是把黄蜡涂抹于破旧纸上，卷成药捻，然后点燃一端来熏灸患处的一种灸法。

瑶医的灸法特色

盘王瑶灸：由黄花倒水莲、艾草、一身保暖等瑶族特色药物组成。由瑶族的始祖盘王创造而成，适用于顽固痹证（如中风后遗症、强直性脊柱炎，四肢僵硬、屈伸不利）及各种顽固疼痛。可温里散寒，祛湿清浊。

操作方法

直接灸：手持灸条，在煤油灯上烧热，按照水路、火路[①]等路线，直接压灸，以被灸者能忍受的热力为度，依次施灸。

带火灸：手持灸条，蘸取少量药油，明火点燃，快速点灸病变部位，并迅速压灭明火。如遇到起水疱、脱皮等现象，需要用瑶医特制修复液，次日即愈。

太乙正脊灸：由炮甲、落地麝香、金毛狗脊、艾草等组成。由传统的太乙神灸演变而来，融入了瑶族特色的续筋接骨药物。是当代瑶族医学代表吴岱谦创新而成。适用于各种疼痛症（如胃痛、胆囊绞痛、肾结石痛、痛经、骨关节痛等）、脱臼、骨骼错位、颈腰椎间盘突出等，效果神速，操作得当，3秒钟起效。

操作方法

隔物灸：隔棉纸、棉布灸夹脊穴为主，背俞穴次之，脚底反射区为辅。

明火灸：用燃烧着的灸条，直接灸皮肤患处，适用于带状疱疹、病毒疣、皮肤过敏等皮肤病。

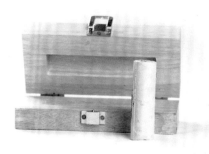

①水路、火路：是瑶族医学的术语名词。

三伏灸，增强人体阳气

"三伏灸疗法"是通过利用全年阳气最盛的三伏天，人们体表阳气也相对充沛的时机，进行灸疗，以起到温养经络、祛湿散寒、补虚助阳的作用，治愈各种陈年老疾。可谓借天时来治病，即人们常说的"冬病夏治"。此时，人体阳气输布于体表，人体的皮肤腠理开泄，自然阳气最旺盛，再加上艾灸补元阳，故而三阳相加，寒湿难挡。

时间	头伏第一天；中伏第一天；末伏第一天。
当天最佳时间	中午 12 点最佳；上午 10~11 点次之。
贴穴时间	成人 2~4 小时；儿童 1~2 小时。
穴位	大椎穴、肺俞穴、膏肓穴等穴。
适应证	呼吸系统疾病：慢性咳嗽、哮喘、慢性支气管炎、慢性阻塞性肺病、反复感冒等。
	风湿免疫性疾病：关节疼痛及肢体麻木、肩周炎、风湿性关节炎等。
	消化系统疾病：慢性胃炎、慢性肠炎、消化不良等。
	耳鼻喉科疾病：过敏性鼻炎、慢性鼻窦炎、慢性咽喉炎等。
	儿科疾病：哮喘、咳嗽、支气管炎、体虚易感冒、脾胃虚弱等。
	慢性皮肤病：荨麻疹、冻疮、硬皮病等。
	妇科疾病：慢性盆腔炎、痛经、经行泄泻、不孕症等。
	其他：阳虚型体质的人群。
注意事项	寒凉、辛燥、肥甘油腻的食物尽量少吃或不吃；适量运动，避免出汗过多；室内要通风，但注意不要让身体处于风口。刚开始艾灸时，可以从小灸量开始，慢慢增加，灸到身上微微出汗最好。

节气灸，激发经气壮元阳

  "节气灸"是根据二十四节气，选择各节气对人体脏腑功能有影响的腧穴进行艾灸，从而达到防病治病的目的。根据节气的不同，对应治疗和预防的疾病也不同，如立春、小满、芒种时正好灸治消化性疾病，而立秋、立冬、春分时则是预防治疗中风的好机会。

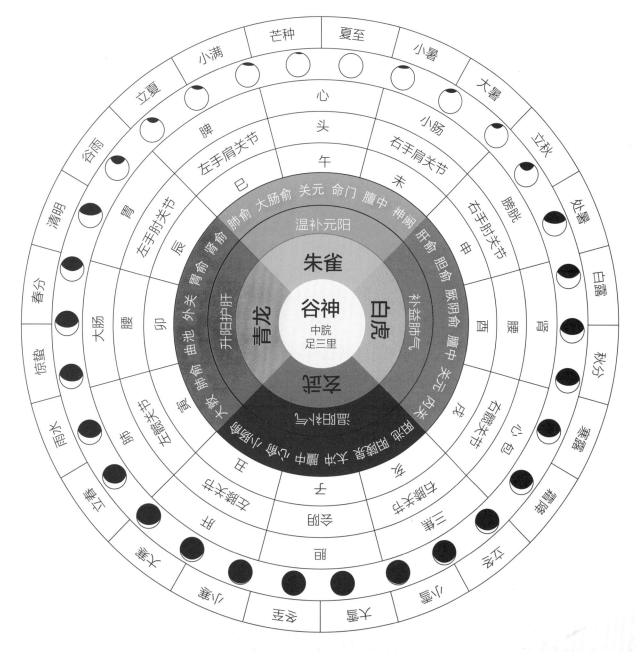

百会灸，提补阳气

百会属督脉穴，位于人体最高点，是督脉、足太阳膀胱经、足少阳胆经、手少阳三焦经和足厥阴肝经的会穴，故名"三阳五会"。

如上文所述，百会穴为阳接天气，与会阴穴互相依存，也是人体生命活动的要害部位。常灸百会穴，对阳气的补益效果最为明显。

百会灸的功效

1.治疗各种头痛头晕。百会一穴，经气可通全身。经气通，则痛止。像高血压病人，灸疗百会能起到较好的清目、醒脑、开窍的作用。

2.安神醒脑。中风病人可以选择直接灸或者温和灸百会穴，对改善中风后的精神症状（情绪低落或亢进）十分有效。一般与四神聪穴同时施灸，可以收到事半功倍的疗效。

3.开窍。百会直接入络大脑，具有清热开窍的作用，可用于治疗鼻炎。根据上病下治的原理，还可以治疗痔疮。

会阴灸，从人体阴气汇集处下手

会阴穴是人体任脉上的要穴，为人体长寿要穴。会阴倒过来读，就是阴会，顾名思义，就是阴经脉气交会之所。在人体阴气的汇集点用艾灸的方法来补阳，犹如在黑夜中点燃一盏明灯，其功效自然能最大化。

会阴穴与人体头顶的百会穴为一直线，是人体精气神的通道。百会为阳接天气，会阴为阴收地气，二者互相依存，相呼相应，统摄着真气在任督二脉上的正常运行，维持体内阴阳气血的平衡，是人体生命活动的要害部位。经常按摩会阴穴，能疏通体内脉结，促进阴阳气的交接与循环，对调节生理和生殖功能有独特的作用。

艾灸会阴注意事项

1.建议灸会阴的时间，由短到长，循序渐进，建议每次20~30分钟为宜。

2.灸会阴之前15分钟及灸后喝温开水，有利"火性"的分散。

3.灸疗期间饮食清淡，多食蔬菜水果、粗粮，不食辛辣、荤食。

4.灸疗过程中，不要玩手机、看报纸，保持心情愉悦、呼吸平稳。

5.灸会阴的最佳时间是在上午或白天，晚上9点之后不建议灸会阴。

6.如果需要达到治疗效果，应当树立长久施灸的信念，同时建议停止房事。

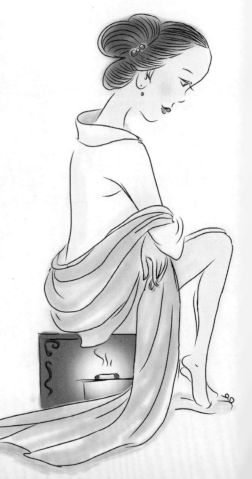

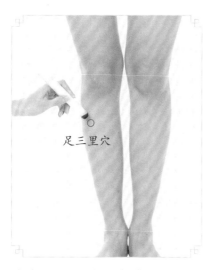

足三里穴

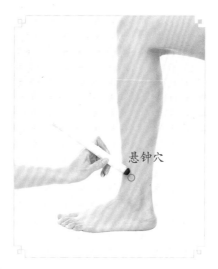

悬钟穴

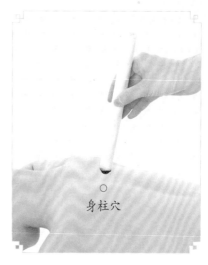

身柱穴

常灸足三里穴，疾病远离你

足三里穴是足阳明胃经的合穴，是五腧穴之一，胃腑的下合穴。根据中医学"合治内腑"的原则，凡胃腑的疾患皆可使用。胃和脾护卫表里，而脾为后天之本，气血生化之源，生命的根本。故常灸足三里，不但能使消化系统功能旺盛，增加人体对营养物质的吸收，濡养全身，还可以防病治病，抗衰老和延年益寿。

操作方法

取好穴位，用高纯度的艾绒做成麦粒大小的圆锥形艾炷，把它直立放置于穴位之上，再用线香从顶尖轻轻接触点着。第1壮可以小一些、松一些，到燃烧完或知热迅速取下。从知热到知痛到结束，时间为2~3秒。如果感觉疼痛，可以用手指按摩或轻叩穴位四周，以分散痛感。每次一般灸9壮。

灸足三里、悬钟二穴可预防中风

中医认为，中风的产生概括地说是下虚上实，风痰上扰，横窜经络所致，其根本在于下虚。足三里穴有令火下降的作用，灸足三里即收健脾利湿，平肝益气生血，补虚祛痰安脏腑之功。悬钟为八会穴之一，髓会悬钟，灸悬钟穴亦为补肾生髓充脑海。故灸足三里、悬钟二穴，能有助于补精血、益肝肾。

常灸身柱穴，孩子少生病

身柱穴为督脉之脉气所发，在上背部正中，第三胸椎下，接近肺脏，属督脉经，通于脑髓，名为身柱，含有全身之柱之意。小儿常灸身柱穴，能宣通肺气，提高抗病能力，有助于完善消化系统功能，防止呼吸系统疾患，是保证健康成长的重要措施之一。

常灸身柱穴还有健脑益智作用，能健全小儿神经系统，促进大脑发育，增强智能。

身柱灸操作注意事项

小儿无病之时，可用艾条温和灸，每次5~10分钟即可，以局部红晕有热感为度。每2~3天可以灸1次。若感冒、咳嗽或其他疾患，需要在专业人员的指导下，采用精细艾绒，搓成细艾炷，采用直接灸。

传播国外的长寿灸法

十几年前热播的韩国电视剧《大长今》中，就有一个关于艾灸的片段：长今的养父严重晕船陷入昏迷，长今考虑再三选用了艾灸为其治疗，用艾灸熏灼后养父很快就恢复了健康。可见在那时艾灸疗法已经相当普遍，且以一种简单、安全的疗养方式造福人民。

韩国艾灸泰斗——百岁老人的无极保养灸

金南洙先生出生于韩国针灸世家（出生于1915年，逝世于2020年12月27日，享年105岁）。无极保养灸，就是韩国百岁针灸大家金南洙先生历经80多年的临床经验独创的灸法理论体系。

无极保养灸的概念与意义

无极原指"无边际、无穷尽"，出自《庄子·逍遥游》，也指一种古代哲学思想，指道的终极性的概念。无极，意味着宇宙的生成和运行的原理，是比太极时间更远古、范围更宽阔、思维更理性的概念。无极保养灸的治疗范围和临床效果也像无极一样广阔。

人们患了病，因为不能很好地饮食，正气不足，不能祛邪外出，所以会加重病情。这不是因为病本身导致的死亡，而是因为不能很好饮食导致的死亡。无极保养灸的根本目的是让患者吃好、消化好，最终正气充盈，有助于祛邪，即保养是健康的基本。

无极保养灸由8组腧穴组成

男子：百会穴、肺俞穴（左右各一）、膏肓穴（左右各一）、曲池穴（左右各一）、中脘穴、气海穴、关元穴、足三里穴（左右各一）。

女子：百会穴、肺俞穴、膏肓穴、曲池穴、中脘穴、中极穴、水道穴、足三里穴。

无极保养灸腧穴构成原理

无极保养灸里面融合了阴阳五行思想。阴阳主要是针对人体空间性的划分；五行则是对人体各脏器功能的、时间的认识，较阴阳更具体、细致。

机体阴阳平衡是最理想的生理状态。所以养生之道在于调和阴阳。无极保养灸主要运用上下、前后、左右配穴，调节阴阳平衡。人体部位的阴阳分类：右侧、腹部、下部、躯干属于阴，左侧、背部、上部、四肢属于阳。

从解剖学的角度来看，主管中央土的中脘穴位于胃的中央，是身体气血循环于经络的起始穴。曲池、足三里穴可以认为有属于木、火、金、水的协同作用，作为影响全身的经穴，对高血压、胃溃疡、消化不良、腹痛、呕吐、食欲不振等疾病具有特效。

四肢末端是诸阳的根本，躯体的上下、左右，属木、火、金、水，相当于五脏的肝、心、肺、肾的相互作用，左肝右肺，心肾相交，水升火降，调节全身的气血。

人的神志和机体组成一个不可分割的整体，百会穴主神志，承担恢复健康精神、思维状态，调整身体平衡的作用。

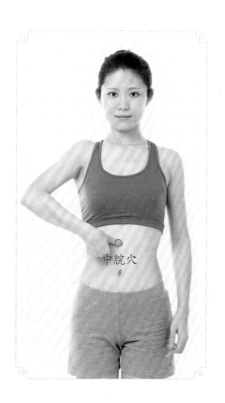

中脘穴

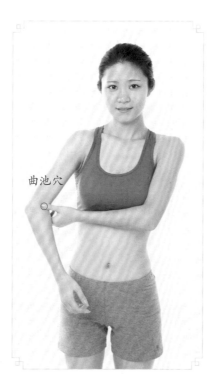

曲池穴

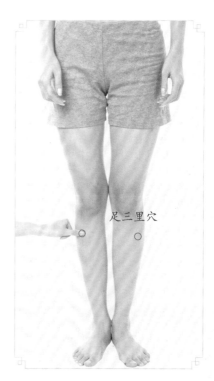

足三里穴

无极保养灸操作方法

一个腧穴灸3或5壮,在前一次燃烧后留的灰上轻轻地放新的灸壮继续施灸。

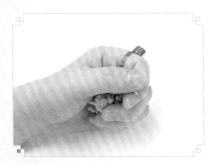

1.轻握艾绒,用左手拇指和食指轻揉艾炷,艾炷就像长长的细丝一样被捻出来。注意不可以在手指头上用力,否则艾炷很难被捻出来,还会变硬。艾炷一旦变硬,就会烧很长时间,而且也会很烫。

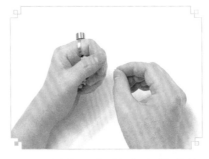

2.用右手把捻出来的艾炷轻轻地截取一部分。取下的艾炷呈圆柱形,这就是灸棒。灸棒以半颗米粒或一颗米粒大小最为合适。

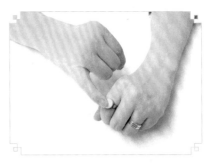

3.小手指在灸戒里蘸湿,然后用小手指涂湿相应的穴位。

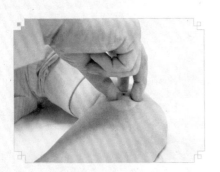

4.把做好的圆柱形灸壮的底部轻轻地固定在涂湿的穴位上。

5.慢慢移动香头点燃艾炷,防止手震颤烫伤穴位周边的皮肤。香头每次点燃前抖掉灰,防止粘连灸壮。

日本政府曾提倡全民艾灸

1935年，日本肺结核患者达120万人，且当时西医不能有效控制该病。通过研究，人发现灸法治疗相当有效，并提出灸法是预防肺结核的推荐方法，从而掀起日本"国民足三里灸健康运动"，有效地遏制了肺结核的蔓延。足三里灸运动的领军人物是原志免太郎，在其之后代表性的人物分别为泽田健、代田文志等。灸疗运动有着安定民心的作用。

原志免太郎亲身验证灸疗效果

原志免太郎以自己的亲身体验证明了灸法对身体的保健作用，他本人就天天施灸，从而成为日本当时最长寿的男性，在平成3年（1991年）去世，终年108岁，他在百岁后还可以对病人进行治疗，创造了灸法保健的奇迹。原志免太郎认为，足三里和腰部的8个穴位对于增进健康，预防治疗多种疾病，有良好效果。

日本的"儿童施灸"

"儿童施灸"是由代田文志等人倡导的，他们发现小学生中虚弱儿童特别多，从昭和13年到昭和20年（1938年~1945年）代田文志等在长野县的几十所小学进行了灸疗活动，施灸的小学生达数万人之多。"儿童施灸"的对象是虚弱儿童，目的为强身健体，同时施灸治疗项部淋巴肿、肺门淋巴腺炎、扁桃体肥大、遗尿等问题。他提倡应积极地使用灸疗，以身柱、风门、灵台、孔最为基本穴，遗尿加上中极穴，对小学高年级学生，作为保健目的加用足三里，经过长期施灸，灸前一年和灸后一年的医药费用，减少了1/3。

中日灸法的异同

1.中国灸法多用化脓灸、隔姜灸、艾条灸、温针灸等；日本灸法则多用直接灸，其中又以透热灸为主。

2.中国灸法艾炷大，施灸壮数较少；日本灸法艾炷小，施灸壮数较多。

3.中国灸法注意辨证取穴，强调四诊合参；日本灸法多是随症取穴，多用经验穴、阿是穴、奇穴，在诊断上重视腹诊。

寿者过桥的故事

相传在日本德川幕府统治时期，在江户（现在的东京）新建了一座永代桥，大桥竣工仪式上，按照当地习俗，第一个通过大桥的应是当地年岁最长的人，此人是个174岁的老翁，他说长寿的秘诀是祖传每月月初8天连续灸足三里穴，始终不渝。

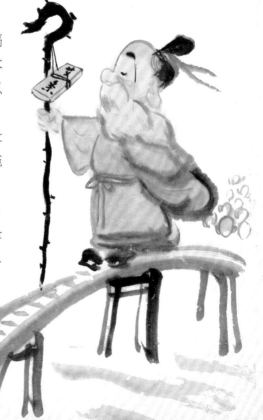

附录 十四经脉循行及常用穴位速查

任脉常用穴位艾灸法

女性妊养的总管

　　起于小腹内胞中，下出会阴部，经阴阜，沿腹部正中线向上经过关元等穴，到达咽喉部，和督脉会合再上行环绕口唇，经过面部，进入目眶下的承泣穴，交于足阳明经，共有24穴位。任脉有统任全身各阴经的作用。"腹为阴，背为阳"，其脉气与手足各阴经交会，故又称"阴脉之海"，向后与督脉相连。故有调节阴阳及统任阴经的作用。

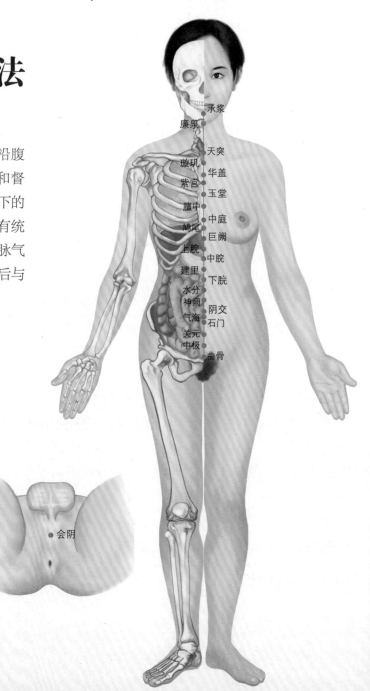

承浆
廉泉
天突
璇玑
华盖
紫宫
玉堂
膻中
中庭
鸠尾
巨阙
上脘
中脘
建里
下脘
水分
神阙
阴交
气海
石门
关元
中极
曲骨

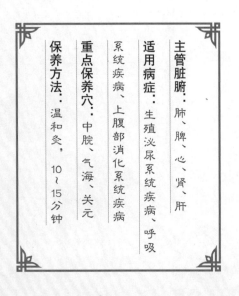

会阴

主管脏腑：肺、脾、心、肾、肝

适用病症：生殖泌尿系统疾病、呼吸系统疾病、上腹部消化系统疾病

重点保养穴：中脘、气海、关元

保养方法：温和灸，10～15分钟

穴名	位置	主治症	灸法	附注
会阴穴	在会阴部。男性在阴囊根部与肛门连线的中点，女性在大阴唇后联合与肛门连线的中点	阴部痒痛，月经不调，遗尿，小便不利，遗精，子宫脱垂，痔疮	直接灸3或5壮，或艾条灸10~30分钟	督脉、冲脉之会；任脉别络
曲骨穴	在下腹部，耻骨联合上缘，前正中线上	月经不调，带下，痛经，子宫脱垂，阴部肿痒，遗精，阳痿，疝气，遗尿，癃闭，小腹胀痛	直接灸5或7壮，或艾条灸10~30分钟	足厥阴、任脉之会
中极穴	在下腹部，脐中下4寸，前正中线上	月经不调，痛经，经闭，带下，崩漏，不孕症，子宫脱垂，阴部痒肿，遗精，阳痿，遗尿，癃闭，小便频数，疝气，小腹痛	直接灸5或7壮，或艾条灸10~30分钟	足三阴、任脉之会；膀胱之募穴
关元穴	在下腹部，脐中下3寸，前正中线上	月经不调，痛经，经闭，带下，崩漏，子宫脱垂，不孕症，胎衣不下，产后出血，阴部肿痛湿痒，阳痿，遗精，尿闭，遗尿，腹痛，腹泻，痢疾，中风脱证等	直接灸5或7壮，或艾条灸10~30分钟	足三阴、任脉之会；小肠之募穴
气海穴	在下腹部，脐中下1.5寸，前正中线上	遗精，阳痿，遗尿，腹痛，腹泻，不孕症，虚劳，水肿，中风脱证，痛经，带下，月经不调，崩漏，产后出血，子宫脱垂，疝气等	直接灸7或9壮，或艾条灸10~30分钟	《外台秘要》孕妇禁灸
神阙穴	在脐区，脐中央	中风脱证，中暑，脱肛，腹泻，腹痛，气喘，肠鸣，水肿等	直接灸9壮，或艾条灸10~30分钟	
中脘穴	在上腹部，脐中上4寸，前正中线上	胃痛，呕吐，腹胀，食欲不振，腹泻，痢疾，便秘，反胃吞酸，食积，痞块	直接灸5或7壮，或艾条灸5~30分钟	胃之募穴；八会穴之腑会
上脘穴	在上腹部，脐中上5寸，前正中线上	胃痛，腹胀，完谷不化，反胃，呕吐，吐血，癫痫，水肿，黄疸，痞块，心中烦热，身热汗不出，呃逆	直接灸5或7壮，或艾条灸5~30分钟	
巨阙穴	在上腹部，脐中上6寸，前正中线上	心腹烦满，心痛，心悸，胃痛，呕吐，吞酸，腹泻，呃逆，黄疸，癫狂痫，胆道蛔虫症	直接灸5或7壮，或艾条灸5~20分钟	心之募穴
鸠尾穴	在上腹部，胸剑联合下1寸，前正中线上	心胸痛，胃痛，反胃，呃逆，哮喘，癫狂痫，心悸，气短，更年期综合征	直接灸3或5壮，或艾条灸5~20分钟	任脉别络。《针灸甲乙经》《外台秘要》禁灸
中庭穴	在胸部，胸剑联合中点处，前正中线上	胸胁胀满，噎膈，呕吐，食不下，心痛，气喘，小儿吐乳	直接灸3或5壮，或艾条灸5~20分钟	
膻中穴	在胸部，横平第4肋间隙，前正中线上	胸胁胀痛，噎膈，呃逆，哮喘，胸闷，咯血，吐血，肺痈（肺脓肿），乳痈（急性化脓性乳腺炎），胸痛，乳少	直接灸5或7壮，或艾条灸5~25分钟	足太阴、足少阴、手太阳、手少阳、任脉之会；八会穴之气会；心包之募穴
璇玑穴	在胸部，胸骨上窝下1寸，前正中线上	胸胁胀痛，呃逆，咳嗽，气喘，咽喉肿痛，小儿喉鸣	直接灸3或5壮，或艾条灸10~20分钟	
天突穴	在颈前区，胸骨上窝中央，前正中线上	呃逆，咳嗽，气喘，咽喉肿痛，暴喑，口噤，喉鸣，瘿气（甲状腺功能亢进症），咯血，食不下，呕吐	直接灸3或5壮，或艾条灸10~20分钟	阴维、任脉之会

督脉常用穴位艾灸法

调节阳经气血的总管

　　督脉起于小腹内，下出于会阴部，向后行于脊柱的内部，向上到达颈部的风府穴，进入脑内，到头顶，沿前额下行鼻柱，共有29穴。督脉运行于人体后背，取其背后监督之意，总管一身的阳气。督脉多次与手足三阳经及阳维脉相交会，与各阳经都有联系，所以对全身阳经气血起调节作用，反映脑髓和肾的功能。督脉在咽喉和会阴部位与任脉相连。

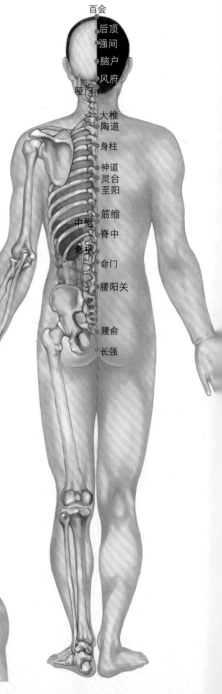

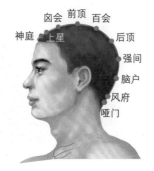

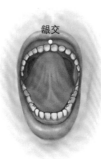

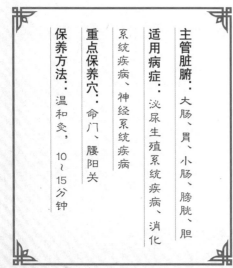

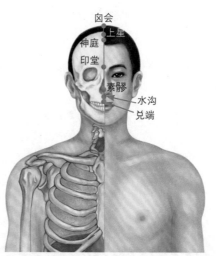

保养方法：温和灸，10~15分钟

重点保养穴：命门、腰阳关

适用病症：泌尿生殖系统疾病、消化系统疾病、神经系统疾病

主管脏腑：大肠、胃、小肠、膀胱、胆

穴名	位置	主治症	灸法	附注
长强穴	在会阴区，尾骨下方，尾骨端与肛门连线的中点处	癫痫，惊风，痔疮，痢疾，腹泻，脱肛，便血，阳痿，遗精，腰脊痛，下肢不遂	直接灸3或5壮，或艾条灸10~30分钟	督脉、足少阴、足少阳之会；督脉络穴，别走任脉
腰俞穴	在骶区，正对骶管裂孔，后正中线上	癫痫，痔疮，便血，遗尿，淋浊，尿失禁，月经不调，遗精，腰脊强痛，下肢不遂	直接灸3或5壮，或艾条灸10~30分钟	
腰阳关穴	在腰部脊柱区，第4腰椎棘突下凹陷中，后正中线上	月经不调，带下，阳痿，遗精，腰骶疼痛，下肢酸痛，麻木不仁	直接灸3或5壮，或艾条灸10~30分钟	
命门穴	在腰部脊柱区，第2腰椎棘突下凹陷中，后正中线上	头痛，耳鸣，失眠，遗精，阳痿，遗尿，腹泻，带下，崩漏，脱肛，疟疾，腰痛，下肢不遂，水肿，痛经	直接灸3或5壮，或艾条灸10~30分钟	
悬枢穴	在腰部脊柱区，第1腰椎棘突下凹陷中，后正中线上	腰脊强痛，腹痛，腹泻，痢疾，脱肛，完谷不化	直接灸3或5壮，或艾条灸10~30分钟	
中枢穴	在背部脊柱区，第10胸椎棘突下凹陷中，后正中线上	胃痛，腹胀，食积，腰痛，脊强，眩晕	直接灸3或5壮，或艾条灸10~30分钟	
至阳穴	在背部脊柱区，第7胸椎棘突下凹陷中，后正中线上	咳嗽，气喘，胸胁胀满，胸痛彻背，胃寒不欲食，疟疾，胆囊炎，肝炎，乳痛，黄疸，脊痛，四肢倦怠	直接灸3或5壮，或艾条灸10~30分钟	
身柱穴	在上背部脊柱区，第3胸椎棘突下凹陷中，后正中线上	咳嗽，哮喘，身热，疟疾，癫狂痫，小儿惊风，中风不语，腰脊强痛，痔疮	直接灸3或5壮，或艾条灸10~30分钟	
大椎穴	在项背部脊柱区，第7颈椎棘突下凹陷中，后正中线上	热病，中暑，咳嗽，气喘，咽喉肿痛，骨蒸潮热，疟疾，癫狂痫，小儿惊风，疔肿，胸痛，呕吐，项强，脊痛	直接灸3或5壮，或艾条灸10~30分钟	手足三阳、督脉之会
风府穴	在颈后区，枕外隆突直下，两侧斜方肌之间凹陷中	头痛，眩晕，中风不语，聋哑，失音，癫狂痫，呕吐，咽痛，鼻出血，颈项强痛，半身不遂，四肢麻木	慎灸	足太阳、阳维、督脉之会。《针灸甲乙经》禁灸
百会穴	在头部，前发际正中直上5寸	头痛，眩晕，耳鸣，失眠，中风昏厥，中暑，癫痫，脱肛，子宫脱垂，鼻塞，口噤不开，半身不遂	直接灸3或5壮，或艾条灸5~10分钟	
上星穴	在头部，正中线上，前发际正中直上1寸	头痛，眩晕，目赤痛，鼻塞，鼻衄，小儿惊风，热病汗不出，癫痫	直接灸3或5壮，或艾条灸5~10分钟	
神庭穴	在头部，前发际正中直上0.5寸	头痛，眩晕，失眠，癫狂，惊悸，角弓反张，鼻塞，鼻出血，目赤肿痛	直接灸3或5壮，或艾条灸5~10分钟	

手太阴肺经常用穴位艾灸法

气息通畅的总管

起于胃部，向下联络大肠，回绕过来沿着胃上口，向上穿过横膈，属于肺脏，从肺与喉咙和气管相连接的地方出来之后，沿上臂内侧向下，经过肘窝，最后直达拇指的末端，共11穴，左右共22穴。肺主气、司呼吸，与皮肤问题等关系密切。

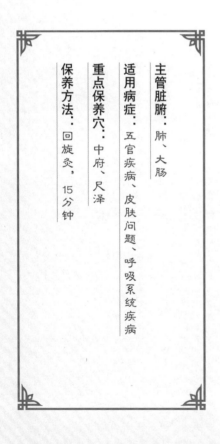

主管脏腑：肺、大肠

适用病症：五官疾病、皮肤问题、呼吸系统疾病

重点保养穴：中府、尺泽

保养方法：回旋灸，15分钟

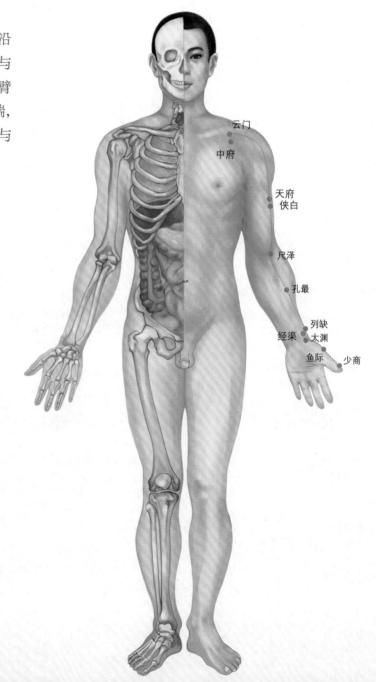

云门

中府

天府

侠白

尺泽

孔最

列缺

太渊

经渠

鱼际

少商

穴名	位置	主治症	灸法	附注
中府穴	在胸部，横平第1肋间隙，锁骨下窝外侧，前正中线旁开6寸	咳嗽，气喘，胸痛，胸中胀满，肩背痛	直接灸3或5壮，或艾条灸5~20分钟	手、足太阴经交会穴；肺之募穴
云门穴	在胸部，锁骨下窝凹陷中，肩胛骨喙突内缘，前正中线旁开6寸	咳嗽，气喘，胸中烦闷，胸痛，肩臂疼痛	直接灸3或5壮，或艾条灸10~15分钟	
天府穴	在臂前部，腋前纹头下3寸，肱二头肌桡侧缘处	咳嗽，气喘，唾血，鼻出血，上臂内侧痛	直接灸3或5壮，或艾条灸10~15分钟	《针灸甲乙经》禁灸，灸之令人逆气
侠白穴	在臂前区，腋前纹头下4寸，肱二头肌桡侧缘处	咳嗽，胸痛，烦闷，上臂内侧痛	直接灸3或5壮，或艾条灸10~15分钟	
尺泽穴	在肘区，肘横纹上，肱二头肌腱桡侧缘凹陷中	咳嗽，咯血，潮热，气喘，胸部胀满，咽喉肿痛，小儿惊风，肘臂挛痛，乳痈	直接灸3或5壮，或艾条灸5~10分钟	手太阴肺经合穴
孔最穴	在前臂内侧面，腕掌侧远端横纹上7寸，尺泽穴与太渊穴连线上	咳嗽，气喘，胸痛，咯血，咽喉肿痛，肘臂挛痛	直接灸3或5壮，或艾条灸10~15分钟	手太阴肺经郄穴
列缺穴	在前臂，腕掌侧远端横纹上1.5寸，拇短伸肌腱与拇长展肌腱之间，拇长展肌腱沟的凹陷中	偏、正头痛，项强，咽喉肿痛，咳嗽，气喘，口眼歪斜，齿痛，手腕疼痛无力	直接灸3或5壮，或艾条灸5~10分钟	手太阴肺经络穴，别走阳明；八脉交会穴之一，通任脉
经渠穴	在前臂内侧面，腕掌侧远端横纹上1寸，桡骨茎突与桡动脉之间	咳嗽，气喘，发热，胸痛，咽喉肿痛，手腕疼痛	直接灸1或3壮，或艾条灸5~10分钟	手太阴肺经经穴；《针灸甲乙经》禁灸
太渊穴	在腕前区，桡骨茎突与舟状骨之间，拇长展肌腱尺侧凹陷中	咳嗽，气喘，咽喉肿痛，胸痛，咯血，心悸，腕臂疼痛，掌中热	直接灸1或3壮，或艾条灸5~10分钟	手太阴肺经腧穴；肺之原穴；八会穴之脉会
鱼际穴	在手外侧，第1掌骨桡侧中点赤白肉际处	咳嗽，咯血，失音，咽喉肿痛，发热，掌中热	直接灸3或5壮，或艾条灸5~10分钟	手太阴肺经荥穴
少商穴	在手指，大拇指末节桡侧，指甲根角侧上方0.1寸（指寸）	咳嗽，气喘，咽喉肿痛，鼻出血，发热，昏厥，癫狂，拇指挛痛	直接灸3或5壮，或艾条灸5~10分钟	手太阴肺经井穴

手阳明大肠经常用穴位艾灸法

人体淋巴排毒的推动者

起自食指末端的商阳穴，沿食指内侧向上，沿前臂外侧进入肘外侧的曲池穴，再沿上臂外侧上行至肩部，直至与大椎穴相交，然后向下进入锁骨上窝，联络肺脏，通过膈肌，属于大肠，共20穴，左右共40穴。此经从手到头，与消化、吸收以及排出废物的器官的关系密不可分。

主管脏腑：大肠、胃、肺

适用病症：五官、咽喉、消化、皮肤等方面疾病

重点保养穴：手三里、曲池、合谷

保养方法：按摩以上穴位，每天3分钟

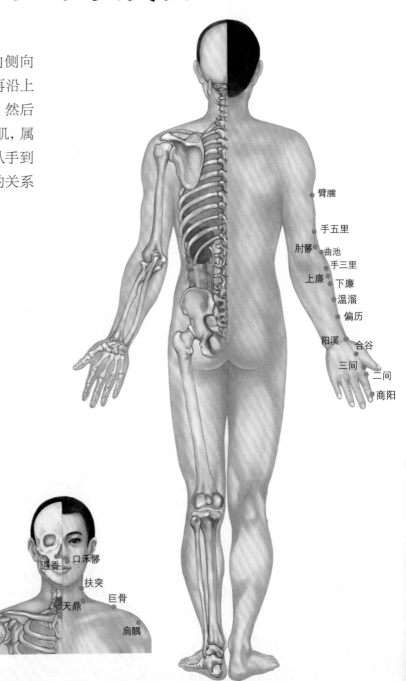

臂臑
手五里
肘髎　曲池
手三里
上廉　下廉
温溜
偏历
阳溪　合谷
三间　二间
商阳

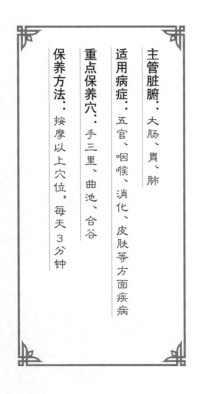

迎香　口禾髎
扶突
天鼎　巨骨
肩髃

穴名	位置	主治症	灸法	附注
二间穴	在手指，第2掌指关节桡侧远端赤白肉际处	目昏，鼻出血，齿痛，咽喉肿痛，热病，颔肿，口眼歪斜	直接灸1或3壮，或艾条灸3~5分钟	手阳明大肠经荥穴
合谷穴	在手背，第2掌骨桡侧的中点处	头痛，齿痛，目赤肿痛，鼻出血，口眼歪斜，牙关紧闭，咽喉肿痛，咳喘，热病无汗或多汗，发热，经闭，滞产，痢疾，耳聋，瘾疹（荨麻疹），指挛，臂痛	直接灸5或7壮，或艾条灸5~20分钟	手阳明大肠经原穴；孕妇禁灸
阳溪穴	在腕区，腕背侧远端横纹桡侧，桡骨茎突远端，即解剖学"鼻烟窝"的凹陷中	齿痛，头痛，目痛，咽喉肿痛，耳聋，手腕痛	直接灸3或5壮，或艾条灸5~10分钟	手阳明大肠经经穴
温溜穴	在前臂，腕横纹上5寸，阳溪穴与曲池穴连线上	头痛，面肿，咽喉肿痛，肠鸣腹痛，肩臂痛	直接灸3或5壮，或艾条灸5~10分钟	手阳明大肠经郄穴
下廉穴	在前臂、肘横纹下4寸，阳溪穴与曲池穴连线上	头痛，眩晕，腹痛，肘臂痛	直接灸3或5壮，或艾条灸5~15分钟	
上廉穴	在前臂、肘横纹下3寸，阳溪穴与曲池穴连线上	肠鸣腹痛，肩臂酸痛，手臂麻木，上肢不遂	直接灸3或5壮，或艾条灸5~10分钟	
手三里穴	在前臂、肘横纹下2寸，阳溪穴与曲池穴连线上	齿痛，腹痛吐泻，肘挛不伸，上肢不遂，肩臂疼痛	直接灸3或5壮，或艾条灸5~15分钟	
曲池穴	在肘区，尺泽穴与肱骨外上髁连线的中点处	风疹，瘰疬（淋巴结核），肠痈，腹痛吐泻，咽喉肿痛，咳嗽，气喘，痢疾，便秘，热病，水肿，上肢不遂，肘臂疼痛，高血压	直接灸3或5壮，或艾条灸10~20分钟	手阳明大肠经合穴
肘髎穴	在肘区，肱骨外上髁上缘，髁上嵴的前缘	肘臂疼痛、挛急、麻木，上肢不遂	直接灸3或5壮，或艾条灸5~10分钟	
臂臑穴	在臂部，曲池穴上7寸，三角肌下端	目疾，瘰疬，瘿气，癫痫，颈项痛，肩臂痛	直接灸3或5壮，或艾条灸5~10分钟	手足太阳、阳维之会
肩髃穴	在肩峰前下方，肩峰与肱骨大结节之间凹陷处	肩臂酸痛，颈项强痛，瘰疬，瘿气，上肢不遂	直接灸3或5壮，或艾条灸10~20分钟	手阳明、阳跷之会
巨骨穴	在肩部，锁骨肩峰端与肩胛冈之间凹陷中	肩背疼痛，上肢不遂，胸闷，瘾疹，瘰疬	直接灸3或5壮，或艾条灸5~10分钟	手阳明、阳跷之会

足阳明胃经常用穴位艾灸法

气血之源，后天之本

　　起于鼻翼两侧的迎香穴，经过颈部支脉、胸腹部主干、腹部支脉、小腿上的支脉到足部支脉，末于脚部中趾末端，一侧45穴，左右共90穴。胃经属于胃，联络于脾，运化气血生成，包含了整个消化吸收功能，是人后天生存的能量和营养的来源，被称为"后天之本"。

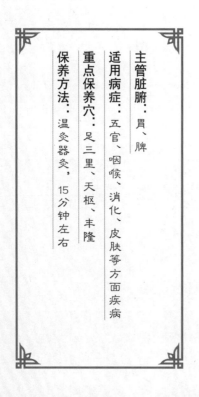

主管脏腑：胃、脾

适用病症：五官、咽喉、消化、皮肤等方面疾病

重点保养穴：足三里、天枢、丰隆

保养方法：温灸器灸，15分钟左右

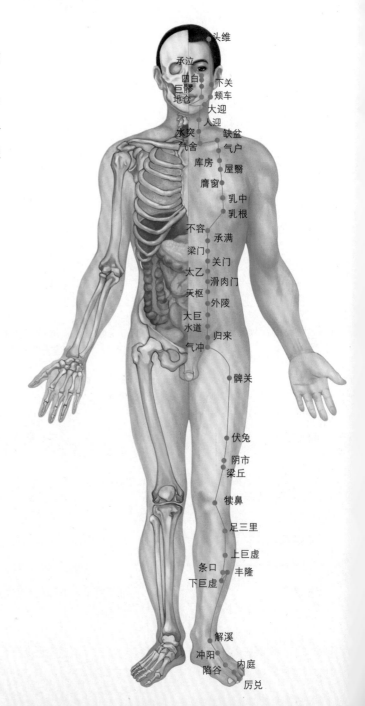

穴名	位置	主治症	灸法	附注
颊车穴	在面部，下颌角前上方1横指（中指）	口眼歪斜，牙关紧闭，齿痛，流行性腮腺炎，颈项强痛，舌强不语，颊肿，下颌关节痛	直接灸3或5壮，或艾条灸10~20分钟	
下关穴	在面部，颧弓下缘中央与下颌切迹之间凹陷处	口眼歪斜，齿痛，牙关紧闭，下颌关节痛，耳聋，耳鸣，耳痛，三叉神经痛	隔物灸3或5壮，或艾条灸5~10分钟	足阳明、足少阳之会
屋翳穴	在胸部，第2肋间隙，前正中线旁开4寸	咳嗽，气喘，乳痈，胸部胀痛	直接灸3或5壮，或艾条灸5~20分钟	
乳根穴	在胸部，乳头直下第5肋间隙，前正中线旁开4寸	乳痈，乳少，乳房肿痛，咳嗽气喘，胸满胁痛	直接灸3或5壮，或艾条灸10~15分钟	
梁门穴	在上腹部，脐中上4寸，前正中线旁开2寸	胃痛，呕吐，食欲不振，腹胀，肠鸣，腹泻	直接灸3或5壮，或艾条灸5~20分钟	
天枢穴	在腹部，横平脐中，前正中线旁开2寸	腹胀，腹痛，肠鸣，腹泻，痢疾，便秘，水肿，黄疸，月经不调，痛经，产后腹痛，肠痈（急腹症），疟疾，肠道蛔虫症	直接灸3或5或9壮，或艾条灸10~50分钟	大肠之募穴。孕妇禁灸
水道穴	在下腹部，脐中下3寸，前正中线旁开2寸	小腹胀满，疝气，小便不利，水肿，月经不调，肾炎	直接灸3或5壮，或艾条灸5~30分钟	
归来穴	在下腹部，脐中下4寸，前正中线旁开2寸	腹痛，疝气，月经不调，经闭，白带，子宫脱垂，疝气，遗精	直接灸5或7壮，或艾条灸5~30分钟	
气冲穴	在腹股沟区，耻骨联合上缘，前正中线旁开2寸，动脉搏动处	腹痛，疝气，阳痿，外阴肿痛，月经不调，胎产诸疾	直接灸5或7壮，或艾条灸10~30分钟	
梁丘穴	在股前区，髌骨外缘上2寸，股外侧肌与股直肌肌腱之间	下肢不遂，膝肿痛，胃痛，腹泻，乳痈，腰痛	直接灸3或5壮，或艾条灸5~30分钟	足阳明胃经郄穴
犊鼻穴	在膝前区，髌韧带外侧凹陷中	膝肿痛、麻木、屈伸不利	直接灸3或5壮，或艾条灸5~30分钟	
足三里穴	在小腿外侧，犊鼻穴下3寸，犊鼻穴与解溪穴连线上	腹痛，腹胀，呕吐，腹泻，痢疾，便秘，食欲不振，肠痈，黄疸，水肿，遗尿，小便不利，头痛，眩晕，健忘，怔忡，耳聋，耳鸣，咽痛，呃逆，气喘，痛经，带下，子痫，瘾疹，癫狂，中风，半身不遂，疖、疔，目疾及膝胫酸痛	直接灸5或7壮，或艾条灸10~50分钟	足阳明胃经合穴
丰隆穴	在小腿外侧，外踝尖上8寸，胫骨前肌的外缘	胸腹疼痛，呕吐，腹泻，便秘，咳嗽，气喘，痰多，咽喉肿痛，眩晕，中风，癫狂，癫痫，头痛，乳痈，不寐，脚气，经闭，血崩，下肢痿痹	直接灸5或7壮，或艾条灸10~30分钟	足阳明胃经络穴，别走太阴
内庭穴	在足背，第2、第3趾间，趾蹼缘后方赤白肉际处	腹痛腹胀，腹泻，痢疾，便秘，肠痈，齿痛，咽痛，鼻出血，口眼歪斜，目痛，耳鸣，疝气，热病，小便出血，瘾疹，足背肿痛	直接灸3或5壮，或艾条灸5~15分钟	足阳明胃经荥穴
厉兑穴	在足趾，第2趾末节外侧，趾甲根角侧后方0.1寸（指寸）	口噤，晕厥，面肿，口角歪斜，鼻出血，齿痛，咽痛，心腹胀满，热病，多梦，癫狂，胃痛，便秘，便血，黄疸，足背肿痛	直接灸1或3壮，或艾条灸5~10分钟	足阳明胃经井穴

足太阴脾经常用穴位艾灸法

运化精华，滋养气血

从大脚趾末端开始，经内踝的前面，上小腿内侧，沿胫骨后缘上行，进入腹部，属于脾脏，联络胃，通过横膈上行，联系舌根，分散于舌下，共21穴，左右共42穴。脾的主要作用是运化，即吸收食物中的精华物质，转化为气血津液，通过心肺输送至全身各脏腑组织，以供人体生命活动之需。

主管脏腑：脾、胃

适用病症：胃病、妇科病、前阴病及经脉循行部位的病症

重点保养穴：阴陵泉、血海、三阴交

保养方法：温灸器灸，每天15分钟

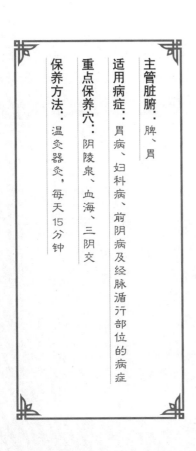

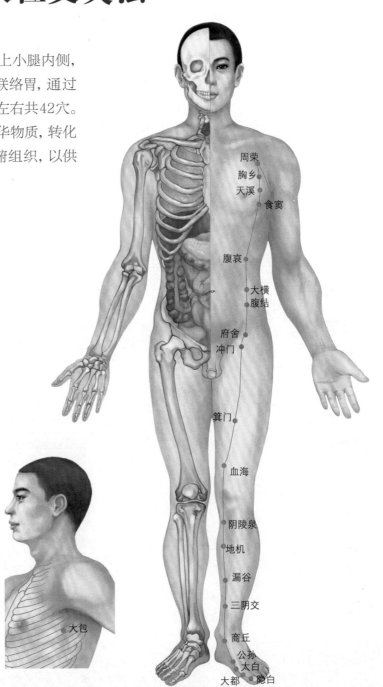

周荣
胸乡
天溪
食窦
腹哀
大横
腹结
府舍
冲门
箕门
血海
阴陵泉
地机
漏谷
三阴交
商丘
公孙
太白
大都
隐白

大包

穴名	位置	主治症	灸法	附注
隐白穴	在足趾，大趾末节内侧，趾甲根角侧后方0.1寸（指寸）	腹痛，腹胀，呕吐，腹泻，食不下，崩漏，带下，月经不调，胎位不正，鼻出血，惊风，癫狂，多梦，吐血，昏厥等	直接灸1或3壮，或艾条灸5~10分钟	足太阴脾经井穴
大都穴	在足趾，第1跖趾关节远端赤白肉际凹陷中	腹痛，腹胀，呕吐，暴泻，小儿惊风，四肢肿，身重骨痛，热病汗不出，足趾肿痛	直接灸1或3壮，或艾条灸5~10分钟	足太阴脾经荥穴
太白穴	在跖区，第1跖趾关节近端赤白肉际凹陷处	胸胁胀满，腹胀，胃痛，呕吐，腹泻，便秘，水肿，痢疾，肢体沉重，痔漏	直接灸3或5壮，或艾条灸5~15分钟	足太阴脾经腧穴；脾之原穴
公孙穴	在跖区，当第1跖骨底的前下缘赤白肉际处	胃痛，呕吐，肠鸣，腹痛，腹泻，痢疾，痞积，水肿，黄疸，疟疾，热病，癫狂，不寐，月经不调，足痛无力等	直接灸3或5壮，或艾条灸5~15分钟	足太阴脾经络穴，别走阳明；八脉交会穴之一，通于冲脉
三阴交穴	在小腿内侧，内踝尖上3寸，胫骨内侧缘后际	脾胃虚弱，肠鸣溏泻，心腹胀满，完谷不化，月经不调，带下，崩漏，经闭，不孕，难产，产后腹痛，产后恶露不行，乳少，子宫脱垂，遗精，阳痿，遗尿，癃闭，黄疸，消渴，眩晕，不寐，瘾疹，更年期综合征，半身不遂，下肢痿痹	直接灸3或5壮，或艾条灸5~30分钟	足太阴、足厥阴、足少阴之会
地机穴	在小腿内侧，阴陵泉穴下3寸，胫骨内侧缘后际	腹胁气胀，食欲不振，溏泻，水肿，腰痛，痢疾，小便不利，遗精，遗尿，症瘕，月经不调，白带，痛经，疝，痔	直接灸3或5壮，或艾条灸10~20分钟	足太阴脾经郄穴
阴陵泉穴	在小腿内侧，胫骨内侧髁下缘与胫骨内侧缘之间的凹陷中	腹痛，腹胀，水肿，腹泻，黄疸，小便不利，尿失禁，月经不调，带下，阴痛，遗精，遗尿，膝腿肿痛，子宫脱垂，虚劳	直接灸3或5壮，或艾条灸10~20分钟	足太阴脾经合穴
血海穴	在股前区，髌底内侧端上2寸，股四头肌内侧头的隆起处	月经不调，痛经，闭经，崩漏，阴部瘙痒痛，瘾疹，气逆，腹胀，贫血，湿疹，腹内侧痛	直接灸3或5壮，或艾条灸5~30分钟	
腹结穴	在下腹部，脐中下1.3寸，前正中线旁开4寸	绕脐腹痛，腹胀，腹泻，疝气，乳痛，咳逆	直接灸3或5壮，或艾条灸5~30分钟	
大横穴	在腹部，脐中旁开4寸	腹痛，腹泻，痢疾，便秘，更年期综合征	直接灸5或7壮，或艾条灸10~30分钟	足太阴、阴维之会
天溪穴	在胸部，第4肋间隙，前正中线旁开6寸	咳嗽，气喘，呃逆，乳痛，乳少，胸部胀痛	直接灸3或5壮，或艾条灸5~20分钟	
大包穴	在胸外侧区，第6肋间隙，在腋中线上	胸胁胀痛，咳嗽，气喘，全身疼痛，四肢软弱无力	直接灸1或3壮，或艾条灸5~10分钟	脾之大络

手少阴心经常用穴位艾灸法

主神明，司意识，掌管人之生死

　　起于心中，出属"心系"（心与其他脏器相联系的部位），向下通过膈肌，联络小肠。上行支脉与脑和眼相连；外行主干经肺部到腋下，沿上臂内侧，行于手太阴、手厥阴的后面，到达肘窝，沿前臂内侧后缘，最后进入手掌内后边，出于小指内侧末端，共有9穴，左右共18穴。此脉掌管血脉及推动血脉循环，主治心、胸以及神志病。

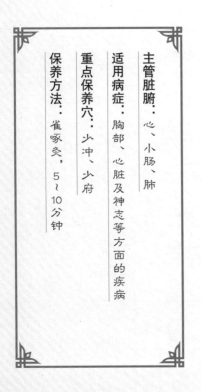

主管脏腑：心、小肠、肺

适用病症：胸部、心脏及神志等方面的疾病

重点保养穴：少冲、少府

保养方法：雀啄灸，5～10分钟

少冲

手背图

极泉

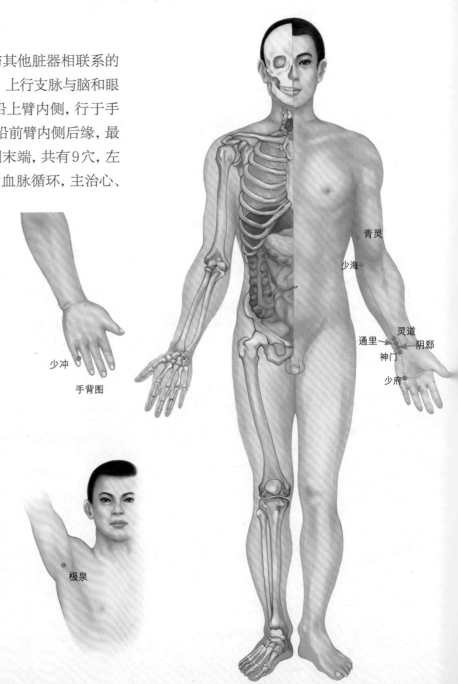

青灵

少海

通里　灵道

阴郄

神门

少府

穴名	位置	主治症	灸法	附注
极泉穴	在腋区，腋窝中央，腋动脉搏动处	心痛，胸胁痛，瘰疬，干呕，目黄，乳汁不足，肘臂冷痛	艾条灸5~10分钟	
青灵穴	在臂前区，肘横纹上3寸，肱二头肌的内侧沟中	目黄，胁痛，肩臂痛，头痛	直接灸1或3壮，或艾条灸5~10分钟	
少海穴	在肘前区，横平肘横纹，肱骨内上髁前缘	头痛，目眩，心痛，健忘，癫狂，呕吐，项强，腋胁痛，瘰疬，臂麻，手颤，肘挛	直接灸3或5壮，或艾条灸5~15分钟	手少阴心经合穴
灵道穴	在前臂前区，腕掌侧远端横纹上1.5寸，尺侧腕屈肌腱的桡侧缘	心痛，胃痛，干呕，暴喑不语，神昏，悲恐，目赤痛，肘臂挛急	直接灸3或5壮，或艾条灸5~15分钟	手少阴心经经穴
通里穴	在前臂前区，腕掌侧远端横纹上1寸，尺侧腕屈肌腱的桡侧缘	头痛，目眩，舌强，喉痹，心悸怔忡，暴喑，月经过多，遗尿，心痛，失眠，腕臂痛	直接灸3或5壮，或艾条灸5~15分钟	手少阴心经络穴，别走太阳
阴郄穴	在前臂前区，腕掌侧远端横纹上0.5寸，尺侧腕屈肌腱的桡侧缘	心痛，惊悸，眩晕，鼻出血，吐血，咽喉肿痛，盗汗，失眠，暴喑不语	直接灸3或5壮，或艾条灸5~20分钟	手少阴心经郄穴
神门穴	在腕前区，腕掌侧远端横纹尺侧端，尺侧腕屈肌腱的桡侧缘	心痛，心悸，怔忡，烦闷，健忘，失眠，多梦，癫狂痫，目黄，胁痛，黄疸，失音，喘逆，呕吐，吐血，虚劳，掌中热，腕痛	直接灸3或5壮，或艾条灸10~20分钟	手少阴心经腧穴；心之原穴
少府穴	在手掌，横平第5掌指关节近端，第4、第5掌骨之间	心悸，心痛，胸胁痛，失眠，遗尿，小便不利，皮肤瘙痒，掌中热，子宫脱垂，阴痒，手小指拘挛	直接灸3或5壮，或艾条灸5~20分钟	手少阴心经荥穴
少冲穴	在手指，小指末节桡侧，指甲根角侧上方0.1寸（指寸）	心悸，心痛，胸胁痛，惊风，中风，中暑，昏厥，目黄，癫狂，热病，黄疸，咽喉肿痛，舌本痛，手挛不伸	直接灸1或3壮，或艾条灸5~10分钟	手少阴心经井穴

手太阳小肠经常用穴位艾灸法

心系功能的卫兵和仆人

起于小指内侧端的少泽穴，沿手背外侧至手腕部，沿前臂外侧后缘直上，出于肩关节，绕行肩胛部。之后分成两支，体内线路经心脏、胃到达小肠。外表向上经颈部到达面颊，终于耳中的听宫穴；另一个分支从面颊进入眼角，与足太阳膀胱经相交。一侧19穴，左右共38穴。《黄帝内经》认为，"心经之火，移于小肠"，心火较旺的人，可取小肠经施治。

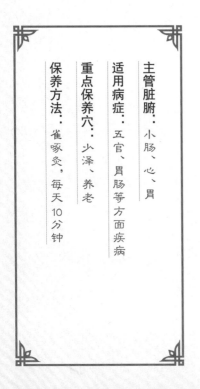

主管脏腑：小肠、心、胃

适用病症：五官、胃肠等方面疾病

重点保养穴：少泽、养老

保养方法：雀啄灸，每天10分钟

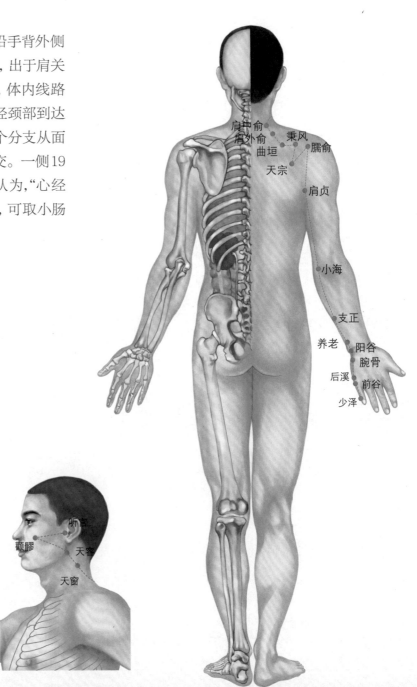

肩中俞
肩外俞
曲垣
天宗
秉风
臑俞
肩贞
小海
支正
养老
阳谷
腕骨
后溪
前谷
少泽

听宫
颧髎
天容
天窗

穴名	位置	主治症	灸法	附注
少泽穴	在手指，小指末节尺侧，指甲根角侧旁开0.1寸（指寸）	头痛，项强，昏厥，目翳，黄疸，鼻出血，耳聋，舌强，咽喉肿痛，心痛，胸胁痛，乳少，乳痛，热病，疟疾	直接灸1或3壮，或艾条灸5~10分钟	手太阳小肠经井穴
后溪穴	在手内侧，第5掌指关节尺侧，近端赤白肉际凹陷中	头痛，项强，目赤，目翳，鼻出血，耳聋，耳鸣，黄疸，热病，疟疾，癫痫，盗汗，腰痛，肘臂及手指挛急、疼痛	直接灸3或5壮，或艾条灸5~15分钟	手太阳小肠经腧穴；八脉交会穴之一，通于督脉
阳谷穴	在腕后区，尺骨茎突与三角骨之间的凹陷中	目眩，耳鸣，颈颌肿，胸胁痛，热病，癫狂，手腕痛，臂外侧痛	直接灸3或5壮，或艾条灸10~20分钟	手太阳小肠经经穴
养老穴	在前臂后区，腕背横纹上1寸，尺骨头桡侧凹陷中	目视不明，落枕，呃逆，疝气，半身不遂，腕、肘、肩、臂、背、腰痛	直接灸3或5壮，或艾条灸10~20分钟	手太阳小肠经郄穴
支正穴	在前臂外侧，腕背侧远端横纹上5寸，尺骨尺侧与尺侧腕屈肌之间	头痛，目眩，项强，颈肿，消渴，癫狂，惊恐、悲、忧，热病，臂痛，肘挛，手指痛	直接灸3或5壮，或艾条灸5~15分钟	手太阳小肠经络穴，别走少阴
肩贞穴	在肩胛区，肩关节后下方，腋后纹头直上1寸	肩胛酸痛，手臂痛不举，半身不遂	直接灸1或3壮，或艾条灸5~10分钟	
天宗穴	在肩胛区，肩胛冈下缘与肩胛骨下角连线上1/3与2/3交点凹陷中	颊颌肿，肩胛酸痛，肘臂外后侧痛，乳痛	直接灸3或5壮，或艾条灸10~20分钟	
秉风穴	在肩胛区，肩胛冈上窝中点	颈项强痛，肩胛酸痛，臂痛不可举	直接灸3或5壮，或艾条灸10~20分钟	手太阳、手阳明、手足少阳之会
肩外俞穴	在脊柱区，第1胸椎棘突下，后正中线旁开3寸	颈项强急，肩背酸痛，肘臂冷痛	直接灸5或7壮，或艾条灸5~30分钟	
肩中俞穴	在脊柱区，第7颈椎棘突下，后正中线旁开2寸	咳嗽，气喘，唾血，目视不明，发热，畏寒，落枕，肩背酸痛	直接灸5或7壮，或艾条灸5~30分钟	
听宫穴	在面部，微张口，耳屏与下颌关节之间凹陷处即是	耳聋，耳鸣，聋哑，中耳炎，头痛，眩晕，齿痛，心腹满痛等	直接灸1或3壮，或艾条灸5~10分钟	手足少阳、手太阳之会

足太阳膀胱经常用穴位艾灸法

通达阳气，调达水道

　　起于眼部的睛明穴，上行至头顶的百会穴，后下行到后颈部。自此分为两支，一分支从颈部下行，沿背部、腰部、大腿后侧，直至足外踝，沿脚背到小趾外侧的至阴穴，此分支交于足少阴肾经；第二分支深入体内，通过肾脏到达膀胱。此经一侧67穴，左右134穴。

保养方法::温灸器灸，每天15分钟

重点保养穴::肾俞、厥阴俞

适用病症::头、颈、目、背、腰、下肢病症，神志病

主管脏腑::膀胱、肾

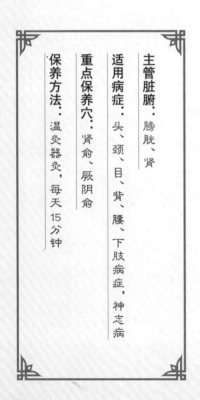

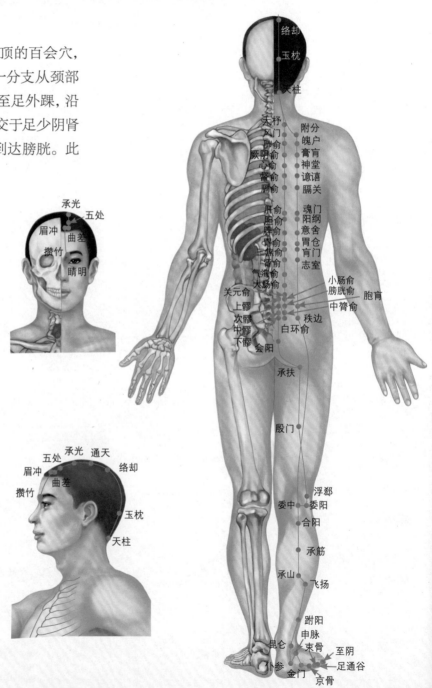

穴名	位置	主治症	灸法	附注
天柱穴	在颈后部，横平第2颈椎棘突上际，斜方肌外缘凹陷中	头痛，眩晕，鼻塞流涕，目疾，癫痫，颈项强痛，落枕，健忘，肩背酸痛	直接灸5或7壮，或艾条灸5~15分钟	
大杼穴	在上背部，当第1胸椎棘突下，后正中线旁开1.5寸	咳嗽，气喘，头痛，发热，疟疾，颈项强直，咽喉肿痛，肩胛酸痛	直接灸3或5壮，或艾条灸10~30分钟	督脉别络；八会穴之骨会
肺俞穴	在上背部，第3胸椎棘突下，后正中线旁开1.5寸	咳嗽，气喘，吐血，肺痨，自汗，盗汗，胸满气短，黄疸，皮肤瘙痒，呕吐，呃逆，胃痛等	直接灸3或5壮，或艾条灸10~30分钟	肺之俞穴
厥阴俞穴	在脊柱区，当第4胸椎棘突下，后正中线旁开1.5寸	咳嗽，胸闷，心痛，呕吐，胃脘痛，胁痛	直接灸3或5壮，或艾条灸10~30分钟	
心俞穴	在上背部，第5胸椎棘突下，后正中线旁开1.5寸	心痛，胸闷，心悸，心烦，健忘，咳嗽，吐血，呕吐，气喘，疟疾，遗精，黄疸，背部酸痛	直接灸3或5壮，或艾条灸10~30分钟	心之俞穴
膈俞穴	在背部，第7胸椎棘突下，后正中线旁开1.5寸	咳嗽，气喘，吐血，呕吐，呃逆，食欲不振，胃痛，胸胁胀满，贫血，寒热，骨蒸，盗汗	直接灸3或5壮，或艾条灸10~30分钟	八会穴之血会
肝俞穴	在背部，第9胸椎棘突下，后正中线旁开1.5寸	胸胁胀满，黄疸，吐血，鼻出血，目眩，夜盲，月经不调，乳少，癫痫，脊背酸痛	直接灸3或5壮，或艾条灸10~30分钟	肝之俞穴
脾俞穴	在下背部，第11胸椎棘突下，后正中线旁开1.5寸	胃痛，腹胀，呕吐，腹泻，痢疾，完谷不化，水肿，黄疸，崩漏，贫血，瘾疹，四肢乏力	直接灸3或5壮，或艾条灸5~30分钟	脾之俞穴
胃俞穴	在脊柱区，第12胸椎棘突下，后正中线旁开1.5寸	胃痛，腹胀，呕吐，腹泻，痢疾，完谷不化，胸胁痛，小儿疳积，虚劳，经闭，腰背酸痛	直接灸3或5壮，或艾条灸5~30分钟	胃之俞穴
三焦俞穴	在腰部，第1腰椎棘突下，后正中线旁开1.5寸	肠鸣，腹胀，完谷不化，呕吐，腹泻，痢疾，水肿，黄疸，腰背酸痛	直接灸3或5壮，或艾条灸5~25分钟	三焦之俞穴
肾俞穴	在脊柱区，第2腰椎棘突下，后正中线旁开1.5寸	阳痿，遗精，遗尿，尿闭，水肿，耳鸣，耳聋，目昏，月经不调，白带，痛经，乳少，腹泻。消渴，黄疸，癫疾，气喘，腰背痛	直接灸3或5壮，或艾条灸5~25分钟	肾之俞穴
大肠俞穴	在脊柱，第4腰椎棘突下，后正中线旁开1.5寸	腹痛，腹胀，肠鸣，腹泻，痢疾，便秘，肠痈，痔漏，脱肛，痛经，腰腿痛	直接灸5或7壮，或艾条灸10~30分钟	大肠之俞穴
关元俞穴	在腰骶部，第5腰椎棘突下，后正中线旁开1.5寸	腹痛，腹胀，腹泻，遗精，遗尿，尿闭，消渴，月经不调，带下，癥瘕，贫血，腰腿酸痛	直接灸3或5壮，或艾条灸5~30分钟	
膀胱俞穴	在骶部，横平第2骶后孔，骶正中嵴旁1.5寸	遗尿，尿赤，小便不利，遗精，阳痿，腹泻，便秘，阴部肿痛	直接灸3或5壮，或艾条灸5~30分钟	膀胱之俞穴
次髎穴	在骶区，正对第2骶后孔中	遗精，阳痿，肠鸣，腹泻，二便不利，月经不调，带下，疝气，腰背痛，下肢痿痹	直接灸5或7壮，或艾条灸10~20分钟	
膏肓穴	在上背部，第4胸椎棘突下，后正中线旁开3寸	咳嗽，吐血，气喘，肺痨，盗汗，头晕目眩，健忘，遗精，阳痿，四肢倦怠，噎嗝，呕吐，背脊痛	直接灸5或7壮，或艾条灸10~50分钟	
志室穴	在腰部，第2腰椎棘突下，后正中线旁开3寸处	阳痿，遗精，小便淋沥，遗尿，尿闭，阴肿，阴痛，腹泻，饮食不消，吐逆，水肿，腰痛	直接灸5或7壮，或艾条灸10~30分钟	
承山穴	在小腿后侧，腓肠肌两肌腹与肌腱交角处	腰背痛，腿痛转筋，痔疾，脱肛，便秘，小儿惊厥，脚跟痛，下肢不遂	直接灸3或5壮，或艾条灸10~20分钟	
至阴穴	在足趾，小趾末节外侧，趾甲根角侧旁开0.1寸（指寸）	头痛，中风，目痛，鼻塞，鼻出血，难产，胎位不正，遗精	直接灸3或5壮，或艾条灸5~30分钟	足太阳膀胱经井穴

足少阴肾经常用穴位艾灸法

阴阳之根，人体健康活力的保证

起于足小趾之下，斜向足心（涌泉穴），沿内踝后，进入足跟，于腿肚内侧上行，出腘窝的内侧，向上行股内后缘，通向脊柱（长强穴），属于肾脏，联络膀胱。本经脉直行体内，一支从肾向上通过肝和横膈，进入肺中，沿着喉咙，夹于舌根部；另一支从肺部出来，联络心脏，流注于胸中，与手厥阴心包经相接。一侧27穴，左右共54穴。

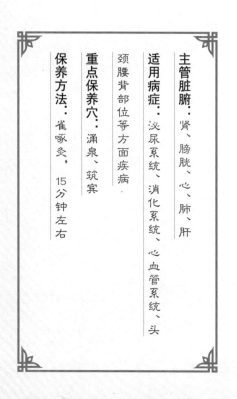

主管脏腑：肾、膀胱、心、肺、肝

适用病症：泌尿系统、消化系统、心血管系统、头颈腰背部位等方面疾病

重点保养穴：涌泉、筑宾

保养方法：雀啄灸，15分钟左右

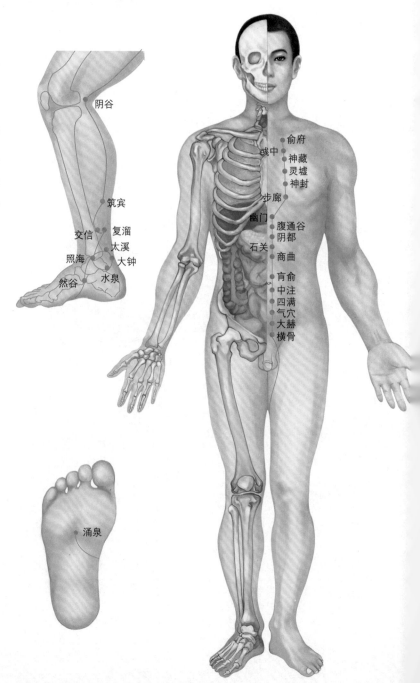

穴名	位置	主治症	灸法	附注
涌泉穴	在足底，屈足卷趾时足心最凹陷处	头顶痛，眩晕，昏厥，中风，癫痫，小儿惊风，身热，咽喉痛，舌干，鼻出血，二便不利，腹泻，疝气，失音，水肿，黄疸，足心热，五趾尽痛	直接灸3或5壮，或艾条灸5~10分钟	足少阴肾经井穴
然谷穴	在足内侧，足舟骨粗隆下方，赤白肉际处	遗精，阳痿，月经不调，不孕，阴痒，子宫脱垂，咯血，腹泻，消渴，黄疸，疟疾，咽喉痛，足跗肿	直接灸3或5壮，或艾条灸5~10分钟	足少阴肾经荥穴
太溪穴	在踝区，内踝尖与跟腱之间的凹陷中	咳嗽上气，咯血，齿痛，咽喉痛，乳痛，消渴，阳痿，遗精，月经不调，耳聋，遗尿，失眠，小便频数，腰痛	直接灸3或5壮，或艾条灸5~10分钟	足少阴肾经腧穴；肾之原穴
大钟穴	在足跟部，内踝后下方，跟骨上缘，跟腱附着部前缘凹陷中	气喘，咯血，遗尿，小便不利，嗜卧，便秘，腹满，足跟肿痛，腰脊痛	直接灸3或5壮，或艾条灸5~15分钟	足少阴肾经络穴
照海穴	在踝区，内踝尖下1寸，内踝下缘边际凹陷中	咽喉干痛，月经不调，子宫脱垂，阴痒，带下，难产，疝气，癫痫，失眠，小便频数，半身不遂	直接灸3或5壮，或艾条灸5~15分钟	八脉交会之一，通于阴跷
复溜穴	在小腿内侧，内踝尖上2寸，跟腱的前缘	肠鸣，腹泻，腹胀，水肿，消渴，尿闭，盗汗，自汗，无汗，疟疾，癫狂，带下，月经不调，足痿，痔血	直接灸3或5壮，或艾条灸10~20分钟	足少阴肾经经穴
筑宾穴	在小腿内侧，太溪穴直上5寸，比目鱼肌与跟腱之间	癫狂，疝气，腹痛，遗尿，小腿内侧痛，腓肠肌痉挛	直接灸3或5壮，或艾条灸10~20分钟	阴维之郄穴
横骨穴	在下腹部，脐中下5寸，前正中线旁开0.5寸	遗精，阳痿，遗尿，小便不利，月经不调，经闭，脱肛，疝气，阴部痛，小腹胀痛	直接灸3或5壮，或艾条灸10~30分钟	足少阴、冲脉之会
大赫穴	在下腹部，脐中下4寸，前正中线旁开0.5寸	阳痿，遗精，月经不调，带下，阴部痛，子宫下垂	直接灸3或5壮，或艾条灸10~30分钟	足少阴、冲脉之会
中注穴	在下腹部，脐中下1寸，前正中线旁开0.5寸	腹痛，便秘，小便淋涩，月经不调，疝气	直接灸3或5壮，或艾条灸10~30分钟	足少阴、冲脉之会
商曲穴	在上腹部，脐中上2寸，前正中线旁开0.5寸	胃痛，腹满，腹泻，便秘，不嗜食，腹中积聚，疝气	直接灸3或5壮，或艾条灸10~30分钟	足少阴、冲脉之会
俞府穴	在胸部，锁骨下缘，前正中线旁开2寸	咳嗽，气喘，胸痛，腹胀，呕吐，不嗜食	直接灸3或5壮，或艾条灸5~20分钟	

手厥阴心包经常用穴位艾灸法

护卫心主的大将军

　　自胸中而起，向下通过横膈，从胸到腹依次联络上、中、下三焦。胸部支脉沿胸至腋下的天池穴，上行抵腋窝中，沿上臂内侧，行于手太阴和手少阴两条经络之间，进入掌中，沿中指到指端的中冲穴；手掌支脉即从手掌中的劳宫分出沿无名指到指端的关冲穴，与手少阳三焦经相接。一侧9穴，左右共18穴。心包经有保护心脏，"代心行令"和"代心受邪"的作用。

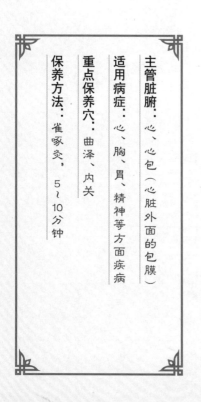

保养方法：雀啄灸，5～10分钟

重点保养穴：曲泽、内关

适用病症：心、胸、胃、精神等方面疾病

主管脏腑：心、心包（心脏外面的包膜）

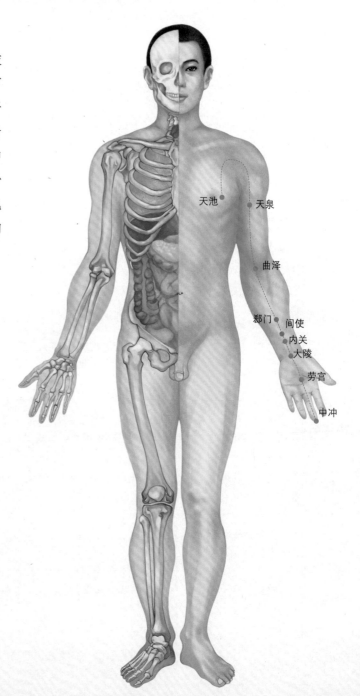

天池　天泉

曲泽

郄门　间使

内关

大陵

劳宫

中冲

穴名	位置	主治症	灸法	附注
天池穴	在胸部，第4肋间隙，前正中线旁开5寸	咳嗽，气喘，胸闷，肋痛，心痛，乳少，乳痈，腋下肿痛	直接灸3或5壮，或艾条灸5~20分钟	手足厥阴、手足少阳之会
天泉穴	在臂前区，腋前纹头下2寸，肱二头肌的长、短头之间	咳嗽，心痛，心悸，胸胁胀满，呃逆，上臂内侧痛	直接灸3或5壮，或艾条灸5~10分钟	
曲泽穴	在肘前区，肘横纹上，肱二头肌腱的尺侧缘凹陷中	胃痛，呕吐，恶心，腹痛，腹泻，心痛，心悸，身热，烦渴，肘臂痛	直接灸3或5壮，或艾条灸5~10分钟	手厥阴心包经合穴
郄门穴	在前臂区，腕掌侧远端横纹上5寸，掌长肌腱与桡侧腕屈肌腱之间	心痛，心悸，胃痛，呕血，衄血，胸满，疔疮，乳痈，呃逆，癫痫	直接灸3或5壮，或艾条灸5~15分钟	手厥阴心包经郄穴
间使穴	在前臂区，腕掌侧远端横纹上3寸，掌长肌腱与桡侧腕屈肌腱之间	心痛，心悸，胃痛，呕吐，热病，目赤，癫狂，疟疾，痫证，臂痛，肘挛，中风，昏迷，小儿惊风	直接灸3或5壮，或艾条灸10~20分钟	手厥阴心包经经穴
内关穴	在前臂前区，腕掌侧远端横纹上2寸，掌长肌腱与桡侧腕屈肌腱之间	心痛，心悸，胸胁胀满，胃痛，恶心，呕吐，头晕目眩，中风，头痛，癫痫，癔病，呃逆，疟疾，热病，黄疸，哮喘，脱肛，咽痛，肘臂挛痛	直接灸3或5壮，或艾条灸5~15分钟	手厥阴心包经络穴，别走少阳；八脉交会穴之一，通于阴维
大陵穴	在腕前区，腕掌侧远端横纹中，掌长肌腱与桡侧腕屈肌腱之间	心痛，心悸，惊悸，胃痛，呕吐，吐血，咽痛，腋肿，癫狂，胸胁痛，肘、臂、腕挛痛	直接灸3或5壮，或艾条灸5~10分钟	手厥阴心包经腧穴；心包之原穴
劳宫穴	在掌区，横平第3掌指关节近端，第2、第3掌骨之间偏于第3掌骨	心痛，呕吐，癫狂，中风昏迷，中暑，小儿惊厥，口臭，口疮，鹅掌风，黄疸，手掌多汗症，手指麻木，鼻出血	直接灸3或5壮，或艾条灸5~10分钟	手厥阴心包经荥穴
中冲穴	在手指，中指末端最高点	心痛，中风，昏厥，中暑，热病，惊厥，掌中热，舌强不语，癫痫，吐泻	艾条灸5~10分钟	手厥阴心包经井穴

手少阳三焦经常用穴位艾灸法

行气走水，护身之经

　　起于无名指末的关冲穴，沿手背、手臂外侧到达肘部，沿手臂外侧上达肩部，于此进入体内的心包分支，从胸到腹，联通三焦。胸部支脉：从胸上行，到颈部外侧，从耳下绕到耳后，经耳上角，然后屈曲向下到面颊，直达眼眶下部；耳部支脉：从耳后进入耳中，到耳前，与前脉交叉于面颊部，到达外眼角，与足少阳胆经相接。一侧23穴，左右共46穴。三焦经掌管元气的循环及水液的通道。

主管脏腑：三焦、心包、肝、肾

适用病症：五官、咽喉、颈背、胸胁等方面疾病

重点保养穴：肩髎、阳池

保养方法：温和灸，10分钟

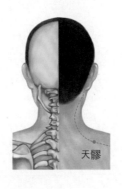

天髎

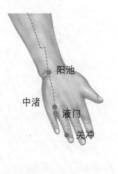

阳池
中渚
液门
关冲

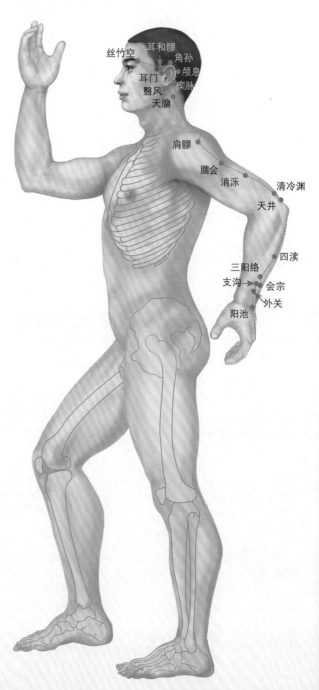

丝竹空
耳和髎
角孙
耳门
颅息
瘛脉
翳风
天牖
肩髎
臑会
消泺
清冷渊
天井
四渎
三阳络
支沟
会宗
外关
阳池

穴名	位置	主治症	灸法	附注
关冲穴	在手指，第4指末节尺侧，指甲根角侧旁开0.1寸（指寸）	热病，头痛，目赤，咽喉肿痛，耳聋，耳鸣，舌强，胸中气噎，中暑，中风，昏厥，心烦，不嗜食，吐泻	艾条灸5~10分钟	手少阳三焦经井穴
中渚穴	在手背，第4、第5掌骨间，第4掌指关节近端凹陷中	头痛，眩晕，目赤，咽喉肿痛，耳聋，耳鸣，热病，疟疾，肩背肘臂酸痛，手指不能伸屈	直接灸3或5壮，或艾条灸5~15分钟	手少阳三焦经腧穴
阳池穴	在腕后区，腕背侧远端横纹上，指总伸肌腱的尺侧缘凹陷中	咽喉肿痛，目红肿，耳聋，疟疾，消渴口干，肩臂痛，腕痛无力	直接灸1或3壮，或艾条灸5~10分钟	手少阳三焦经原穴
外关穴	在前臂外侧，腕背侧远端横纹上2寸，尺骨与桡骨间隙中点	头痛，颊痛，胸胁痛，咽痛，热病，耳聋，耳鸣，流行性腮腺炎，落枕，遗尿，小儿惊风，便秘，齿痛，鼻出血，手颤，上肢酸痛、不遂，手指痛	直接灸3或5壮，或艾条灸10~20分钟	手少阳三焦经络穴，别走厥阴；八脉交会穴之一，通于阳维
支沟穴	在前臂外侧，腕背侧远端横纹上3寸，尺骨与桡骨间隙中点。	心痛，耳聋，耳鸣，咽肿，吐泻，便秘，暴喑，胸胁胀痛，经闭，肩背酸痛，上肢不遂	直接灸3或5壮，或艾条灸10~30分钟	手少阳三焦经经穴
四渎穴	在前臂外侧，肘尖穴下5寸，尺骨与桡骨间隙中点	暴喑，齿痛，耳聋，头痛，眩晕，咽梗，上臂痛，上肢不遂	直接灸3或5壮，或艾条灸10~30分钟	
肩髎穴	在三角肌区，肩峰角与肱骨大结节两骨间凹陷中	肩臂酸沉，疼痛，上肢不遂	直接灸3或5壮，或艾条灸10~25分钟	
翳风穴	在颈部，耳垂后方，乳突下端前方凹陷中	耳鸣，耳聋，颊肿，口噤，齿痛，流行性腮腺炎，口眼歪斜，瘰疬，乳蛾	直接灸3或5壮，或艾条灸5~20分钟	手足少阳之会
角孙穴	在头部，耳尖正对发际处	流行性腮腺炎，齿痛，目翳，项强，唇燥，头痛，耳郭部红肿，目赤肿痛	直接灸1或3壮，或艾条灸5~10分钟	手足少阳、手太阳之会
耳门穴	在耳区，耳屏上切迹与下颌骨髁状突之间的凹陷中	耳聋，耳鸣，耳流脓液，耳中肿痛，齿痛，头颔痛	直接灸1或3壮，或艾条灸5~10分钟	手足少阳、手太阳之会

足少阳胆经常用穴位艾灸法

半阴半阳，半表半里，养生枢纽

　　起于眼睛外侧的瞳子髎穴，有2个分支，体表支脉沿耳后折回上行，到达眉心上的阳白穴，之后反折到风池穴，经过颈、肩、腰，顺腿部外侧下行，直至第4脚趾外侧。体内经脉经耳后进入体内，穿过膈肌，交于足厥阴肝经。一侧44穴，左右共88穴。此经为人体气机升降出入之枢纽，能调节各脏腑功能，是十分重要的养生经脉。

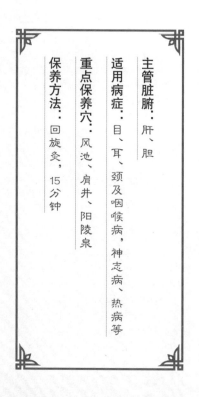

主管脏腑：肝、胆

适用病症：目、耳、颈及咽喉病，神志病、热病等

重点保养穴：风池、肩井、阳陵泉

保养方法：回旋灸，15分钟

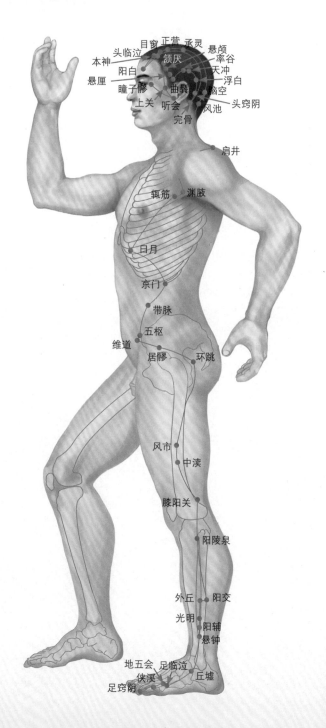

穴名	位置	主治症	灸法	附注
上关穴	在面部，颧弓上缘中央凹陷中	耳聋，耳鸣，齿痛，头痛，中耳炎，口眼歪斜，惊痫，下颌关节痛	直接灸3或5壮，或艾条灸5~15分钟	手足少阳、足阳明之会
率谷穴	在头部，耳尖直上入发际1.5寸	偏头痛，眩晕，耳聋，耳鸣，目疾，烦闷呕吐	直接灸3或5壮，或艾条灸5~15分钟	足少阳、太阳之会
阳白穴	在头部，眉上1寸，瞳孔直上	前额痛，目眩，目赤肿痛，眼睑下垂，近视，夜盲，迎风流泪，目跳动，口眼歪斜，呕吐	直接灸1或3壮，或艾条灸5~10分钟	手足少阳、阳明、阳维之会
风池穴	在颈后区，枕骨之下，胸锁乳突肌上端与斜方肌上端之间的凹陷中	头痛，头晕，目疾，颈项强痛，热病，感冒，疟疾，瘿气，癫痫，失眠，耳鸣，耳聋，中风不语，半身不遂等	直接灸3或5壮，或艾条灸5~15分钟	手足少阳、阳维之会
肩井穴	在肩胛区，第7颈椎棘突与肩峰最外侧点连线的中点	眩晕，头项强，中风不语，落枕，瘰疬，乳痈难产，中风偏瘫，肩背痛，手背不举	直接灸3或5壮，或艾条灸10~30分钟	手足少阳、足阳明、阳维之会
带脉穴	在侧腹部，第11肋骨游离端垂线与肚脐水平线的交点上	月经不调，带下，子宫脱垂，疝气，腹痛，便秘，腰胁痛	直接灸3或5壮，或艾条灸10~30分钟	足少阳、带脉之会
环跳穴	在臀区，股骨大转子最高点与骶管裂孔连线上的外1/3与2/3交点处	腰胯痛，下肢痿痹，下肢不遂，瘾疹	直接灸5或7壮，或艾条灸10~50分钟	足少阳、足太阳之会
风市穴	在大腿外侧中线上，当臀下横纹与腘横纹之间中点处	腰胯痛，下肢痿痹，下肢不遂，瘾疹，浑身瘙痒	直接灸5或7壮，或艾条灸5~30分钟	
膝阳关穴	在膝部，股骨外上髁后上缘，股二头肌腱与髂胫束之间的凹陷中	下肢不遂，膝肿痛，腘筋挛急，屈伸不利	直接灸3或5壮，或艾条灸5~20分钟	
阳陵泉穴	在小腿外侧，腓骨头前下方凹陷中	胸胁胀满，口苦，呕吐，黄疸，遗尿，便秘，胆道蛔虫症，胆囊炎，高血压，下肢痿痹、麻木不遂，膝肿痛，咳嗽，虚劳，肩痛不举	直接灸3或5壮，或艾条灸10~30分钟	足少阳胆经合穴；八会穴之筋会
悬钟穴	在小腿外侧，外踝尖上3寸，腓骨前缘	胸腹胀满，胁痛，颈项强痛，咽喉肿痛，偏头痛，瘰疬，落枕，下肢不遂，肩痛不举，腰及下肢酸痛	直接灸3或5壮，或艾条灸10~20分钟	足三阳经之大络；八会穴之髓会
足窍阴穴	第4趾末节外侧，趾甲根角侧后方0.1寸	偏头痛，眩晕，目痛，咽喉肿痛，耳聋，胸胁痛，咳逆，心烦，热病，手足烦热，舌强，多梦，月经不调，足跗肿痛	直接灸1或3壮，或艾条灸3~5分钟	足少阳胆经井穴

足厥阴肝经常用穴位艾灸法

气机和心情调节的开关

起于足大趾外侧，沿脚背内侧上行，经小腿内侧、大腿内侧到达腹部，从期门穴进入肝脏。自此分成2个分支，一个分支经过胆，穿过胸部，沿着咽部、鼻部连接眼睛，最后与督脉相交。另一分支从肝到肺，连接手太阴肺经。一侧14穴，左右共28穴。肝主抒发宣泄情志，主导人的情绪。

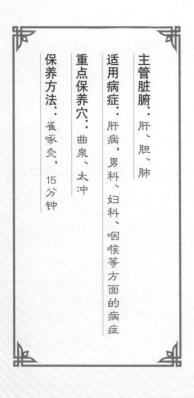

主管脏腑：肝、胆、肺

适用病症：肝病，男科、妇科、咽喉等方面的病症

重点保养穴：曲泉、太冲

保养方法：雀啄灸，15分钟

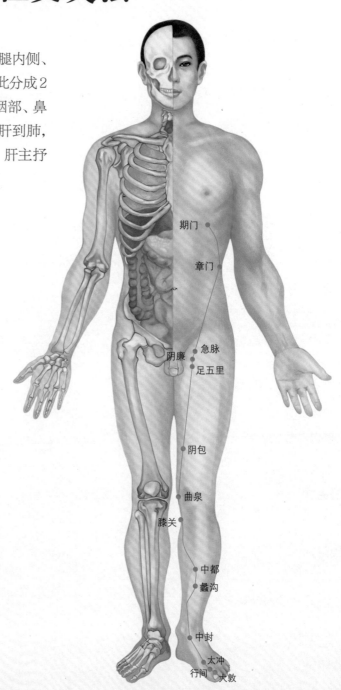

期门
章门
阴廉
急脉
足五里
阴包
曲泉
膝关
中都
蠡沟
中封
太冲
行间
大敦

穴名	位置	主治症	灸法	附注
大敦穴	在足趾，大趾末节外侧，趾甲根角侧旁开0.1寸（指寸）	疝气，子宫脱垂，月经不调，崩漏，遗尿，血尿，五淋，茎中痛，阴缩，癫痫，腹中痛，嗜睡	直接灸3或5壮，或艾条灸5~15分钟	足厥阴肝经井穴
行间穴	在足背，第1、第2趾间，趾蹼缘后方赤白肉际处	头痛，眩晕，失眠，耳鸣，目赤肿痛，胸胁痛，心痛，呕逆，呕血，腹痛，小腹胀满，月经过多，带下，崩漏，痛经，阴肿，消渴，黄疸，疝气，遗尿，癫痫，小儿惊风	直接灸3或5壮，或艾条灸5~15分钟	足厥阴肝经荥穴
太冲穴	在足背，当第1、第2跖骨间，跖骨底结合部前方凹陷中，或触及动脉搏动	头痛，目眩，耳鸣，失眠，目赤痛，咽喉肿痛，口眼歪斜，中风，小儿惊风，癫痫，胸胁胀满，乳痛，月经不调，带下，崩漏，阴肿，疝气，遗尿，癃闭，足趾挛痛	直接灸3或5壮，或艾条灸5~15分钟	足厥阴肝经腧穴；肝之原穴
蠡沟穴	在小腿内侧，内踝尖上5寸，胫骨内侧面的中央	月经不调，带下，崩漏，子宫脱垂，疝气，阳痿，性功能亢进，阴部暴痒，小便不利，子宫出血，胫部酸痛	直接灸3或5壮，或艾条灸5~20分钟	足厥阴肝经络穴，别走少阳
中都穴	在小腿内侧，内踝尖上7寸，胫骨内侧面的中央	疝气，阴暴痛，月经不调，带下，崩漏，产后恶露不净，痢疾，下肢不遂	直接灸3或5壮，或艾条灸5~20分钟	足厥阴肝经郄穴
膝关穴	在膝部，胫骨内侧髁的下方，阴陵泉穴后1寸	膝内侧痛，腹痛胀满，咽喉肿痛	直接灸3或5壮，或艾条灸5~15分钟	
曲泉穴	在膝部，腘横纹内侧端，半腱肌肌腱内缘凹陷中	子宫脱垂，阴部痒痛，遗精，阳痿，疝气，小便不利，少腹痛，惊狂，腹泻，痢疾，膝股内侧痛	直接灸3或5壮，或艾条灸5~20分钟	足厥阴肝经合穴
阴包穴	在股前区，髌底上4寸，股内肌与缝匠肌之间	月经不调，遗尿，小便不利，腰骶痛引少腹	直接灸3或5壮，或艾条灸5~15分钟	
足五里穴	在股前区，气冲穴直下3寸，动脉搏动处	小腹胀满，小便不利，遗尿，阴囊湿痒，嗜卧，大腿内侧痛	直接灸3或5壮，或艾条灸5~15分钟	
阴廉穴	在股前区，气冲穴直下2寸	月经不调，疝气，妇人绝产，大腿内侧痛	直接灸3或5壮，或艾条灸5~15分钟	
章门穴	在侧腹部，第11肋游离端的下际	胸胁痛，胃痛，腹胀，腹泻，呕吐，完谷不化，肠鸣，黄疸，水肿，肝脾肿大，呃逆，二便不利	直接灸3或5壮，或艾条灸10~30分钟	足厥阴、足少阳之会；脾之募穴；八会穴之脏会
期门穴	在胸部，第6肋间隙，前正中线旁开4寸	胸胁疼痛，胃痛，腹胀，呕吐，食不下，呃逆，咳逆，腹泻，黄疸，肝脾肿大，乳痛，乳少，妇女热入血室，疟疾，肝炎	直接灸3或5壮，或艾条灸10~25分钟	足厥阴、足太阴、阴维之会；肝之募穴

灸法三字歌（薛洪光）

人之身，价无边。若有疾，体难安。
去病法，有多端。用艾火，最简便。
祖先辈，屡实践。曰『圣火』，功非浅。
命之本，曰元阳。守则存，失则亡。
阳气盛，身康健。阳气衰，必病殃。
内七情，外六淫。无日夜，常侵身。
邪著身，阳气伤。得艾火，方安康。
天赐艾，佑苍生。理气血，透诸经。
艾炷灸，着肤燃。火虽小，力拔山。
卷成条，叫艾卷。家常备，解急难。
陈艾叶，捣细软。捏成团，名艾炷。
补元阳，消阴翳。灸百病，无可替。
得脓坏，功效显。顽痼症，方可痊。
艾条灸，甚舒坦。温通经，热驱寒。
虚可补，实可泻。陷可拔，突可按。
清可升，浊可降。郁可解，瘀可散。
闭可开，脱可敛。除百苦，反掌间。
隔药灸，效双全。起沉疴，疗疑难。
蒜拔毒，姜增暖。众方药，随症选。
新灸具，品类繁。有灸盒，有灸罐。
或可贴，或可悬。能避火，能消烟。
扬灸长，避灸短。既舒适，又方便。
寒暑易，邪风传。老弱幼，易罹患。
起病急，症状险。速灸治，莫迟延。
高热危，灸大椎。怕风寒，风门关。
咽肿痛，天突定。痰咳喘，肺俞痊。

食不洁，易腹泻，肠绞痛，苦不堪。
急灸脐，腹中暖，疼痛止，便自干。
脓疮疖，肿热痛，菌感染，病势凶。
灸患处，毒气散，火不停，病无踪。
肺患病，灸背胸，痰浊去，气自通。
心有疾，灸胸背，气血开，诸症退。
肝胆郁，肋满闷，灸肝区，无须问。
脾胃虚，食纳减，助消化，灸胃脘。
肾病重，灸腰背，浮肿消，周身暖。
便不舒，责天枢，溲淋漓，寻中极。
精不固，关元筑，疝嵌急，大敦提。
乳有痞，患处取。妇宫寒，灸腹痉。
患崩漏，隐白救。胎位偏，至阴转。
婴幼儿，苗初长，擅投药，易受伤。
灸身柱，保儿康，促成长，效昭彰。
治流脑，百会烤，火力足，疗效好。
结核顽，灸能痊，对患处，艾火悬。
乙肝慢，灸能愈，灼肝俞，配三里。
脊腹寒，手足凉，隔姜灸，可回阳。
顽癣癖，疗毒疼，隔蒜灸，定能平。
蛇犬咬，跌打伤，疮疡疖，灸皆康。
偏瘫苦，结石忧，息肉赘，俱可灸。
气不足，气海补，血不旺，膈俞畅。
肝气上，太冲降，肾水寒，烤涌泉。
畏寒人，补命门，灸丰隆，痰饮行。
休息痢，肠俞愈，肠痈凶，阑俞攻。

上星专，清鼻渊。迎香攻，嗅自通。

阿是穴，效最奇，灸痛点，病立愈。

头眩晕，百会薰，拔气陷，力千钧。

脊柱病，温督脉，勤养护，梁不坏。

曲池穴，祛湿毒，配血海，肤病除。

寒湿邪，伤骨骼，『长蛇』灸，降病魔。

『三高』默，杀机藏，灸除根，身复强。

筋骨断，痛难当，何能止？火最良。

救失血，急固气，速用灸，挽危局。

命将休，关元灸，气欲散，神阙敛。

亚健康，苦莫名，起虚损，艾灸灵。

艾滋病，免疫差，用艾火，固堤坝。

欲滋阴，先扶阳，阳不升，阴不长。

治虚劳，灸膏肓，配『四花』，美名扬。

阳化气，阴成形，众痞积，气血凝。

勤将火，灸病处，冰三尺，亦可融。

诸般癌，最耗人，常灸艾，正气存。

欲长寿，灸三里，保健康，功无比。

灸之功，难枚举，凡百损，皆所宜。

灸之用，述不完，疗百疾，便验廉。

你求灸，灸救你，健康权，握手里。

无病灸，可免疾，有病灸，堪称奇。

穴宜少，火宜足，功夫到，病必除。

不懂穴，不要紧，哪有病，灸哪里。

灸久火，莫间断，此一言，值万贯。

艾火香，上古传，护万民，登鹤年。

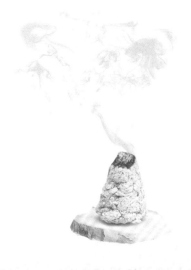

后记

　　恐怕没有哪个国家能像中国一样将一种草发展为千年的文化，没有哪个民族像中华民族那样用炽热的情怀来对待一种草。如果世界上有一种草能称之为"百草之王"，那它只能是——艾草！世界上没有一种植物能够与之比肩，数度救民于疾苦。

　　艾乃中医之草，可以理气血、逐寒湿、暖子宫。艾作用广泛、功效显著，有很多已知的作用，正在被人们应用或开发。艾草或药或汤或汁或饮或熏或洗都有其作用，当艾草遇到了火，便发挥了其最大的功效——灸疗。艾草作为灸材，历代医家文献都有记载。《本草从新》记载："艾以之为火，能透诸经而除百病……"艾燃烧成灰都在发挥"余热"，故艾为"百草之王"。每个中国人对它都有特殊的记忆，在千百年的传承中，融入到民族的文化中！艾，用它几个月的生命，换来数年的沉寂，最终燃烧化烟，零落成泥，归于尘土，带给世人健康。

有文献考证，灸法已经有3000多年的历史了。古往今来，无数医家用其简单明了的文字告诫后人，要用灸多灸。随着人们生活方式的改变，我们对传统的灸法渐渐感到陌生，在追求健康长寿之法的道路上，灸法不失为一种简单易学、易行、高效、廉便的传统自然疗法。灸疗方法、形式各异，或明或是，可隔物可器械，大家可以根据自身的身体情况及对不同灸法的掌握理解来选择应用。

谨以本书献给我尊敬的艾灸启蒙人——恩师谢锡亮！同时感谢艾叶研究专家梅全喜教授为此书作序。感谢为此书付出的所有人！同时，本人学识学历有限，对艾灸的领悟理解还有很多不足，本书定有表达不明确或错误之处，恳请同行道友批评指正。

孟献威

2021 年 4 月

图书在版编目（CIP）数据

艾灸对症祛寒湿 / 孟献威主编 . —— 南京：江苏凤凰科学技术出版社，2021.05
（汉竹·健康爱家系列）
ISBN 978-7-5713-1848-2

Ⅰ . ①艾… Ⅱ . ①孟… Ⅲ . ①艾灸 Ⅳ . ① R245.81

中国版本图书馆 CIP 数据核字（2021）第 057571 号

中国健康生活图书实力品牌

艾灸对症祛寒湿

主 编	孟献威
编 著	汉 竹
责 任 编 辑	刘玉锋
特 邀 编 辑	陈 岑
责 任 校 对	仲 敏
责 任 监 制	刘文洋

出 版 发 行	江苏凤凰科学技术出版社
出版社地址	南京市湖南路 1 号 A 楼，邮编：210009
出版社网址	http://www.pspress.cn
印 刷	合肥精艺印刷有限公司

开 本	715 mm × 868 mm 1/12
印 张	17
字 数	320 000
版 次	2021 年 5 月第 1 版
印 次	2021 年 5 月第 1 次印刷

标 准 书 号	ISBN 978-7-5713-1848-2
定 价	42.00 元